CIRUGÍA DE MANO

AF897208

CIRUGÍA DE MANO RECONSTRUCCIÓN CUTÁNEA DE LA EXTREMIDAD SUPERIOR

Pamela Vergara • Carlos Córdova
Editores

La publicación de esta obra fue evaluada
por el Comité Editorial de Editorial Universitaria
y revisada por pares evaluadores especialistas en la materia,
propuestos por Consejeros Editoriales de las distintas disciplinas.

Hospital del Trabajador

achs salud

Editorial Universitaria

617.575059
C578m Cirugía de mano: reconstrucción cutánea de la extremidad superior
Editores: Pamela Vergara, Carlos Córdova.
1a. ed. – Santiago de Chile: Universitaria, 2025.
153 p.: il. col., fotografías; 21,5 x 27 cm. – (Textos Universitaria)
Incluye bibliografías.

ISBN Impreso: 978-956-11-3110-1
ISBN Digital: 978-956-11-3111-8

1. Mano - Cirugía. 2. Trasplante de piel.
I. Vergara, Pamela, Ed. II. Córdova, Carlos, Ed.

© 2025, PAMELA VERGARA G., CARLOS CÓRDOVA C.
Inscripción Nº 2025-A-4805, Santiago de Chile.

Derechos de edición reservados para todos los países por
© Editorial Universitaria, S.A.
Avda. Bernardo O'Higgins 1050, Santiago de Chile.

Ninguna parte de este libro, incluido el diseño de la portada,
puede ser reproducida, transmitida o almacenada, sea por
procedimientos mecánicos, ópticos, químicos
o electrónicos, incluidas las fotocopias,
sin permiso escrito del editor.

Se terminó de imprimir esta
PRIMERA EDICIÓN
en los talleres de Grafhika Impresores.
Santo Domingo 1862, Santiago,
en octubre de 2025.

Comité Editorial: Patricio Aceituno G.; Soledad Berríos del S., Jorge Mpodozis M., Carlos Muñoz S.,
Ximena Poo F.; Rafael Sagredo B.
Gerenta General: Lilian Isamit R.
Coordinación de dirección: Pamela Villalón G.
Dirección Editorial y Producción: Víctor Letelier E.
Diseño y diagramación: Yenny Isla R.
Diseño de portada: Norma Díaz S.
Corrección de textos: Luis Riveros M.

www.universitaria.cl

IMPRESO EN CHILE / PRINTED IN CHILE

A mi esposo, que me acompaña y apoya en todo momento, y a mis hijos, que son mi fuente de inspiración y motivación.

A mis mentores, muchos de ellos aquí presentes, quienes me enseñaron la entrega y dedicación en lo que nos apasiona y la fortuna de poder compartirlo con amigos.

PAMELA VERGARA G.

A mi esposa e hijos, por ser mi inspiración y mi mayor apoyo en cada paso que doy.

A todas las personas que fueron parte de mi formación, gracias por guiarme y enseñarme a lo largo de mi camino.

Este libro es un tributo a ustedes, quienes han dejado una marca imborrable en mi formación y han sido un pilar importante en mi desarrollo como profesional.

CARLOS CÓRDOVA C.

Agradecimientos

A nuestras familias por comprendernos y apoyarnos en este proceso duro y de arduo trabajo.

También queremos agradecer de manera especial al Hospital del Trabajador, que ha permitido que este proyecto se haga realidad.

En el proceso de elaboración de este libro merece una mención especial la Dra. Paulina Ferrada, quien realizó gran parte de las ilustraciones.

A todas las personas que fueron parte de las ideas y colaboración para que este proyecto se llevara a cabo.

Contenido

Prólogo

La microcirugía ha experimentado avances tremendos en las últimas décadas, logrando grandes progresos en la reconstrucción de extremidades gravemente lesionadas. Los beneficios para los pacientes han sido innumerables, como por ejemplo salvar extremidades que antes eran amputadas, mejorar la calidad de las reparaciones y reconstrucciones, y acortar los tiempos de tratamiento, entre otros. En resumen, ha habido una mejora significativa en el tratamiento de los pacientes.

No es del todo sencillo definir exactamente qué entendemos por microcirugía o cuáles son sus límites, ya que son muchos los procedimientos que se incluyen dentro de este concepto o disciplina. La esencia probablemente radica en aquellos procedimientos donde se realiza el manejo de un pedículo vascular, ya sea su movilización (colgajos pediculados o libres) o reparación (revascularización). También se aplica a cirugías sin manejo de pedículo, como un colgajo fasciocutáneo o colgajos cutáneos de rotación, que requieren un manejo cuidadoso de las partes blandas.

En cuanto a las estructuras involucradas, si bien la mayoría de los procedimientos microquirúrgicos se centra en las partes blandas, no podemos ignorar los procedimientos microquirúrgicos óseos en la reconstrucción de extremidades, como el colgajo Zaidemberg para el escafoides, el colgajo libre de peroné, el de cóndilo femoral medial, entre otros.

Por último, aunque las técnicas de cobertura cutánea como los injertos cutáneos no sean necesariamente parte de la microcirugía, dado que son inherentes a la reconstrucción de defectos cutáneos, es pertinente incluirlas cuando hablamos de reconstrucción y microcirugía.

Como se puede observar, las áreas de la microcirugía son muy diversas, y cada una de ellas cuenta con innumerables técnicas de reconstrucción y opciones de tratamiento, con una gran cantidad de variantes mayores y menores en cada una. Además encontramos una mayor variabilidad en la microcirugía debido a la existencia de microcirujanos de distintas especialidades realizando procedimientos similares, de acuerdo con su enfoque profesional particular.

Como traumatólogos y cirujanos de mano, nos enfrentamos frecuentemente al desafío de reconstruir lesiones complejas de extremidades, donde habitualmente hay compromiso de múltiples estructuras, como vasculares, nerviosas, cutáneas, musculares, óseas, etc. En estos casos es fundamental el uso de técnicas microquirúrgicas para el óptimo manejo de cada una de estas lesiones, especialmente cuando se requiere la reparación de estructuras como vasos y nervios, además de la cobertura cutánea.

La formación y educación en microcirugía es realmente compleja, debido a la gran diversidad y complejidad de patologías y procedimientos mencionados. Se requiere de años de formación para poder tener un adecuado desempeño en microcirugía, que incluye una excelente formación teórica combinada con cursos, talleres, pasantías clínicas y exposición a casos reales.

En cuanto a los libros de microcirugía, existen numerosos textos con distintos enfoques y niveles de profundidad, siendo en general contenidos de un enfoque amplio y extenso que buscan incluir la mayor cantidad de opciones de tratamiento descritas, lo cual es apreciable. Sin embargo estos textos pueden resultar algo desorientadores para el clínico que busca información más enfocada en su especialidad y pacientes habituales.

El libro que se presenta busca llenar precisamente ese espacio, entregando de manera concisa los procedimientos microquirúrgicos más utilizados en la extremidad superior, desde los más "simples", como un injerto dermoepidérmico hasta cirugías complejas, como un colgajo libre.

Resulta muy atractiva y útil la forma resumida en la que se presenta la información, incorporando los elementos fundamentales de uso clínico como las bases anatómicas, indicaciones, complicaciones y técnica quirúrgica. De esta forma, este libro se convierte en un material de gran utilidad para el clínico, como consulta y guía en su actividad diaria. Los capítulos y procedimientos reconstructivos seleccionados son de alto interés, ya que corresponden a aquellos que se utilizan realmente en la reconstrucción de la extremidad superior, lo cual simplifica un tema amplio hacia algo más concreto y clínico.

Este enfoque clínico y la selección de procedimientos provienen de un destacado grupo de editores y autores vinculados al equipo de traumatología de extremidad superior del Hospital del Trabajador, equipo con décadas de experiencia en el manejo de lesiones complejas de la extremidad, con formación en microcirugía y con un enfoque de manejo integral de cualquier lesión en la extremidad por parte del cirujano de mano. Este enfoque de tratamiento, sumado al alto volumen de pacientes del Hospital del Trabajador, probablemente el principal centro de trauma del país, hace que el material que se presenta sea de alto valor y una verdadera guía de tratamiento a seguir.

Por último, quisiera agradecer a todos los editores y autores de este libro por entregarnos este material de tan alto nivel, que será de gran ayuda en el tratamiento de nuestros pacientes.

Juan Manuel Breyer

EDITORES

Dra. Pamela Vergara G. Profesora asociada adjunta Universidad Andrés Bello. Departamento de Traumatología - Hospital del Trabajador. Departamento de Traumatología - Clínica Universidad de los Andes. Santiago, Chile.

Dr. Carlos Córdova C. Profesor asistente adjunto Universidad Andrés Bello. Departamento de Traumatología - Hospital del Trabajador. Santiago, Chile.

COLABORADORES

Dr. Francisco Andrade G. Profesor agregado Universidad de Chile. Departamento de Traumatología y Ortopedia - Clínica meds. Santiago, Chile.

Dr. Alejandro Bifani C. Profesor asociado adjunto Clínica Alemana - Universidad del Desarrollo. Santiago, Chile.

Dr. Juan Manuel Breyer D. Profesor asociado adjunto Universidad Andrés Bello. Profesor asistente Clínica Alemana - Universidad del Desarrollo. Departamento de Traumatología - Hospital del Trabajador. Santiago, Chile.

Dra. Pamela Gatica S. Departamento de Traumatología - Hospital del Trabajador. Departamento de Traumatología Pontificia Universidad Católica de Chile. Santiago, Chile.

Dr. Manuel Méndez B. Profesor adjunto. Departamento de Traumatología Pontificia Universidad Católica de Chile. Instituto Teletón. Santiago, Chile.

Dra. Lorena Parra B. Departamento de Traumatología y Ortopedia. Clínica meds. Profesora asociada Universidad Diego Portales. Santiago, Chile.

Dr. Alfonso Pérez I. Profesor asistente adjunto Universidad Andrés Bello. Departamento de Traumatología - Hospital del Trabajador. Departamento de Traumatología y Ortopedia - Clínica meds. Santiago, Chile.

Dr. Esteban Urrutia H. Profesor asistente - Universidad Finis Terrae. Departamento de Traumatología - Clínica Las Condes. Departamento de Traumatología - Hospital del Trabajador. Santiago, Chile.

CAPÍTULO 1

Defectos cutáneos pequeños

1.1. Principios básicos y cicatrización primaria y secundaria

Dra. Pamela Gatica S.

La piel es el órgano más grande del ser humano, su extensión va desde 1,5 a 2 m^2. Cumple importantes funciones, entre las que destaca el rol de barrera y protección, funcionando como una membrana semipermeable, que contribuye a la regulación térmica y genera protección frente a los distintos agentes nocivos a los que nos vemos enfrentados a diario.

La piel de las manos tiene características especiales únicas al estar diseñada para entregar la información táctil de nuestro ambiente.

La mano puede verse comprometida por trauma, lesiones térmicas, infecciones y por tumores; sin embargo, a diferencia de otras regiones del cuerpo, en la mano las estructuras neurovasculares y musculotendíneas se encuentran más superficiales y suelen presentar un desafío al momento de definir el método de cobertura ideal.

1.1.1. Principios en la cobertura de partes blandas

Dentro de los objetivos de restaurar la cobertura de la extremidad superior se encuentran salvar la extremidad, preservar su función y lograr una adecuada apariencia estética.

El objetivo principal de la reconstrucción de la cobertura de la mano es restablecer un tejido durable, estable, flexible y con la mínima sensibilidad necesaria para la protección en las áreas funcionales de contacto.

Mathes y Nahai exponen una *escala reconstructiva* en la que los tratamientos aumentan en complejidad, y postulan que debiera usarse el método más simple para lograr cobertura.

1. Cierre primario.
2. Cierre primario diferido.
3. Cierre por segunda intención.
4. Injertos cutáneos.
5. Colgajos locales axiales.
6. Colgajos pediculados.
7. Colgajos libres.

Estos principios han ido experimentando cambios con el tiempo, ya que dada la compleja anatomía de la extremidad superior el método más simple no es siempre el más apropiado. Se debe tener en cuenta las tasas de éxito de los procedimientos, calidad de piel aportada, resultado estético y funcional del injerto o colgajo, y morbilidad del sitio dador. En esta misma línea, Gotlieb y Krieger sugieren un manejo más agresivo, llamado el *ascensor reconstructivo*, en donde se realizan técnicas más demandantes y complejas si se conoce de antemano que tendrán una mayor tasa de éxito, justificando que tratamientos más sencillos, con altas tasas de falla, finalmente tienen un mayor costo para el paciente.

Dentro de los tratamientos quirúrgicos para reconstruir las partes blandas y lograr una adecuada cobertura hay una amplia gama de alternativas que varían en complejidad. Durante los últimos años el avance en técnicas reconstructivas ha ido mejorando los resultados tanto estéticos como funcionales.

La piel está compuesta por tres capas: epidermis, dermis e hipodermis (Figura 1).

Epidermis: Estrato más superficial, constituye 5% del total de la piel; está dividida en 5 estratos. Es avascular, recibe irrigación desde la dermis, posee grosor variable dependiendo del segmento corporal, siendo especialmente gruesa en la palma de las manos y planta de los pies.

Dermis: Capa bajo la epidermis, separada de esta por una membrana basal de tejido conectivo; corresponde al 95% del grosor de la piel, incluye vasos sanguíneos y linfáticos, receptores nerviosos y anexos cutáneos (glándulas sudoríparas y sebáceas, uñas y pelos).

Hipodermis: Estrato celular subcutáneo, capa más interna de la piel, compuesta por adipocitos, separados por tabiques fibrosos.

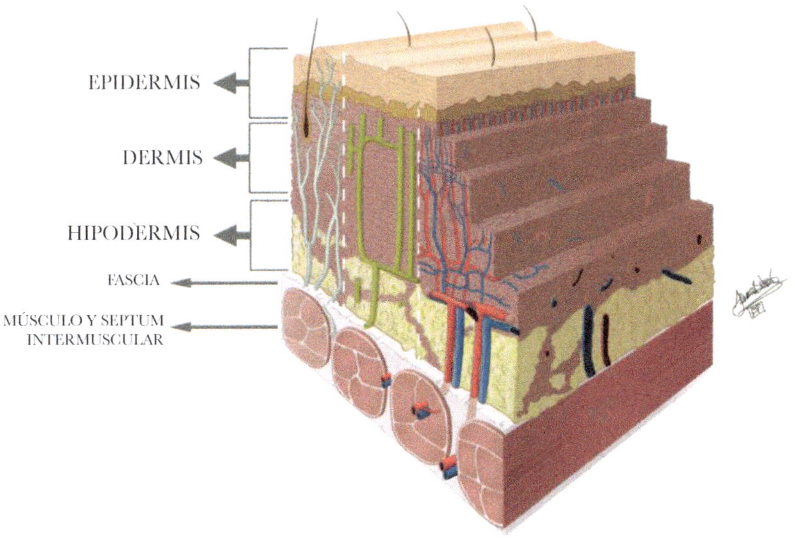

Figura 1: Representación de las capas de la piel.

La piel de las manos es altamente especializada y compleja. Su rol más importante es la percepción de los estímulos, especialmente en la superficie palmar de los dedos.

Su estrecha relación con estructuras nobles (tendones, nervios, vasos sanguíneos, huesos y articulaciones), requiere de una cobertura elástica y no adherente que permita proporcionar un adecuado funcionamiento, permitiendo así la libertad de movimiento. Además debe ser lo suficientemente gruesa para soportar los distintos niveles de presión y fricción dependiendo de la actividad que se realice.

La piel palmar tiene mayor grosor de epidermis, las papilas y surcos son más profundos y queratinizados. No contiene folículos pilosos ni glándulas sebáceas, y predominan los órganos sensitivos de Meissner (tacto ligero) y Vater-Pacini (vibración y presión mecánica).

La piel dorsal es similar a la piel del resto del cuerpo, siendo más delgada, elástica y laxa para permitir la flexión de los dedos. Contiene folículos pilosos, glándulas sebáceas y sudoríparas, y complejo neurítico de Merkel –mecanorreceptor de adaptación lenta o baja frecuencia.

1.1.2. Fisiopatología de la cicatrización

La cicatrización es un proceso complejo que involucra múltiples factores. Se puede clasificar como primaria, primaria retardada o secundaria.

La *cicatrización primaria.* Primera herramienta de la "escalera reconstructiva", es la manera más efectiva y deseada para el cierre de heridas; ocurre cuando una herida se cierra en forma quirúrgica y hay coaptación exacta de los bordes. Este tipo de cicatrización está indicado en heridas pequeñas y limpias, permitiendo un cierre rápido y una cicatriz cosméticamente aceptable.

Otras lesiones que no debieran ser cerradas de forma primaria son aquellas severamente contaminadas.

Debe evitarse cuando el cierre resulta en excesiva tensión o en compresión de estructuras neurovasculares.

Ante la duda, la herida puede dejarse abierta, con indicación de cierre diferido a las 24 - 48 horas.

Se considera *cicatrización primaria retardada* cuando el nivel de tensión y/o contaminación de la herida no permite el cierre primario de esta, el que solo se logrará luego de la remoción de contaminantes y tejido necrótico de la herida, o bien cuando el cierre se logre sin tensión.

La *cicatrización secundaria* ocurre cuando la herida se deja abierta y esta genera un proceso de cicatrización mediante la formación de tejido granulatorio.

Está indicada en lesiones pequeñas menores a 1 - 2 cm, que no expongan estructuras nobles, y que no se localicen en áreas de mucho movimiento (pliegues / articulaciones).

El tiempo que toma este proceso es variable, según el tamaño del defecto, sin embargo no debiese superar 3 - 4 semanas.

Dentro de las desventajas de este método se encuentra el riesgo inherente de generar una cicatriz retráctil o contractura.

El proceso de cicatrización, ya sea primaria o secundaria, se divide en tres etapas principales: *Inflamatoria* (3 - 5 días), *proliferativa* (4 - 14 días) y de *remodelación* (8 días - 1 año).

Bibliografía

Canale & Beaty. *Campbell's Operative Orthopaedics*, 12th ed. Chapter 65: Acute Hand Injuries.

Fu Chan wei - Samir Mardini. *Flaps and Reconstructive Surgery*, second edition, Chapter 1; Problem analysis in reconstructive surgery: Reconstructive ladders, elevators, and surgical judgment.

Gottlieb LJ, Krieger LM. From the reconstructive ladder to the elevator. *Plast Reconstr Surg*. 1994 Jun; 93(7): 1503-4.

R. Hierner, R. Putz, A. T. Bishop, Z. Shen, K. Wilhelm. *Flaps in Hand and Upper Limb Reconstruction*, Chapter B.10 Further treatment options for coverage of soft tissue and bone defects at the upper limb.

Wolf JM, Athwal GS, Shin AY, Dennison DG. Acute trauma to the upper extremity: what to do and when to do it. jaaos 91: 1240. 2009.

1.2. Introducción a los colgajos de transposición en el dorso de la mano

Dr. Carlos Córdova C.

El dorso de la mano tiene características de función, elasticidad y estéticas especiales que le confieren un desafío al momento de elegir un colgajo. Los colgajos de transposición son una excelente opción para este tipo de defectos.

Es importante mencionar que un colgajo rotacional tiene una pequeña diferencia al comparar con el colgajo de transposición, ya que el rotacional cubre el defecto con una porción de piel que gira en el plano horizontal sobre un punto de pivote mientras este va rotando; por otro lado, los colgajos de transposición tienen la característica que al movilizarse dejan un defecto secundario que tiene que ser cubierto. Por ejemplo en el caso de un colgajo romboidal en el que se diseña una prolongación del defecto para que en el momento de transponer el colgajo se pueda cerrar valiéndose de la elasticidad de la piel.

Los colgajos de transposición son una excelente opción para cubrir defectos pequeños o medianos en el dorso de la mano debido a su aspecto estético y capacidad de preservar la elasticidad en esta zona. Es importante mencionar que en casos de defectos que involucren grandes pérdidas de tejido tendinoso u óseo se debería considerar otro tipo de cobertura, debido a la posible formación de adherencias.

En general, se recomienda el uso de estos colgajos en defectos centrales, defectos pequeños o medianos cerca de la articulación metacarpofalángica, defectos pequeños en las comisuras y en algunos defectos en el dorso de los dedos.

A lo largo de la historia se han descrito múltiples opciones de colgajos rotacionales para esta zona, y en este capítulo nos enfocaremos en describir dos de los más utilizados por nuestro equipo.

1.3. Colgajo bilobulado

Dr. Carlos Córdova C.

1.3.1. Generalidades

Inicialmente descrito por Esser como un colgajo de tres lóbulos para cobertura de defecto de la punta nasal. La rotación del tercer lóbulo generaba piel redundante que tiene que ser corregida para evitar el efecto de "oreja de perro".

Zimany lo modificó creando un tercer lóbulo más pequeño y ligeramente triangular para un cierre más anatómico. Zitelli agregó que el arco de rotación del colgajo es más limitado a 90°.

En cirugía de mano es de gran utilidad para la cobertura de defectos pequeños y medianos que no son susceptibles para cierre primario.

Consiste en un colgajo compuesto de tres lóbulos, en el que el primer lóbulo cubrirá el defecto, el segundo cubrirá el espacio que dejó el primero, y el tercer lóbulo distribuye la zona de tensión que genera la rotación de los dos primeros.

Es importante tener precaución cuando se indica este tipo de colgajo en pacientes en que se sospecha daño de la microcirculación, radiaciones en la zona e infecciones de piel.

Descripción: Primera descripción por Esser 1918 y modificación por Zimany en 1953 y Zitelli 1989.

Irrigación: Colgajo de doble transposición con irrigación tipo random.

Inervación: -

Límite de cobertura: Aunque está descrito para reconstrucción en defectos de cobertura nasal en cirugía de mano, es de gran utilidad para cobertura del dorso central de la mano en presencia de defectos pequeños y medianos que están proximales a la MTCF. También es de utilidad para liberación de sindactilias y defectos de cobertura pequeños secundarios a la extracción de lesiones de piel.

Pedículo: -

1.3.2. Anatomía aplicada

Se trata de un colgado de doble transposición que se irriga de forma aleatoria por los plexos subdérmicos a través de la base del colgajo.

El drenaje venoso y linfático es más pobre que el flujo arterial, lo que hace que exista un poco de congestión en los primeros días posoperatorios.

1.3.3. Técnica quirúrgica

Se dibuja una circunferencia del defecto a cubrir tomando en cuenta dejar un margen adecuado de tejido sano en los bordes.

El primer lóbulo (lóbulo A) del colgajo está marcado directamente superior al defecto, este debe tener el mismo diámetro de la circunferencia del defecto que fue dibujado previamente; el segundo lóbulo (lóbulo B) se dibuja inmediatamente adyacente al primer lóbulo, en el que el centro de este debe coincidir con la línea marcada a 45° del lobulo "A" y a 90° del defecto (Figura 1). A este segundo lóbulo se le debe agregar un "sombrero", un triángulo isósceles vertical con un punto de 30 grados que facilitará el cierre sin la deformidad tipo oreja de perro. En este punto algunos cirujanos extirparán el conocido triángulo de Burow.

Después de realizar las incisiones sobre las marcas diseñadas previamente se debe profundizar hasta lograr un adecuado espesor y visualización de tejido peritendíneo en el dorso de la mano, sitio en el que comunmente es utilizado.

Posterior a la realización de la disección profunda de los lóbulos del colgajo, se lleva a cabo el movimiento de transposición, en el que se cubre el defecto con el lóbulo (A) y, a su vez, el lóbulo (B) cubre el defecto del lóbulo (A), se cierran los bordes con sutura no absorbible utilizando puntos de colgajo, lo que permite el cierre primario del defecto.

Se recomienda enfáticamente retirar la isquemia al momento del cierre para lograr un buen control de hemostasia.

El uso de drenaje puede ser a criterio del médico para evitar la formación de un coágulo de sangre en el lecho.

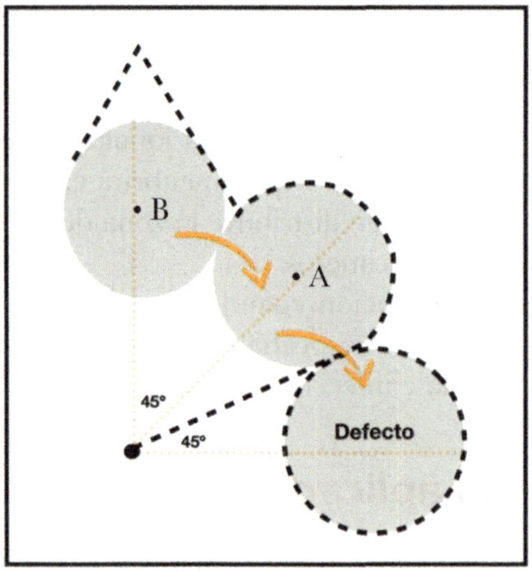

Figura 1: Representación de la creación y movilización del colgajo bilobulado.

1.3.4. Complicaciones

A pesar de ser un colgajo versátil no deja de tener pasos críticos y complicaciones. Las más frecuentemente reportadas son:

- Hematoma
- Infección
- Cicatriz hipertrófica
- Necrosis del colgajo

1.3.5. Cuidados posoperatorios

El cuidado posoperatorio es sencillo. Se realiza una curación a los 5 - 7 días, donde se observa la vitalidad del colgajo y se descartan complicaciones iniciales, como infecciones locales y hematomas, que pueden generarse entre el lecho del defecto y el colgajo que fue rotado.

Los puntos de sutura se retiran a las dos semanas y se estimula a realizar un movimiento activo suave de los dedos para evitar complicaciones, como la rigidez.

Algunos autores sugieren dejar una férula tipo valva de yeso por palmar por las dos primeras semanas.

1.3.6. Resultados

Hay poca literatura sobre resultados finales, debido a la amplia indicación que tiene este tipo de colgajo en diferentes partes del cuerpo. Desde el punto de vista de cobertura logra en su totalidad el objetivo, sin embargo se han reportado problemas durante el proceso de cicatrización y contracción secundaria.

1.3.7. Caso clínico

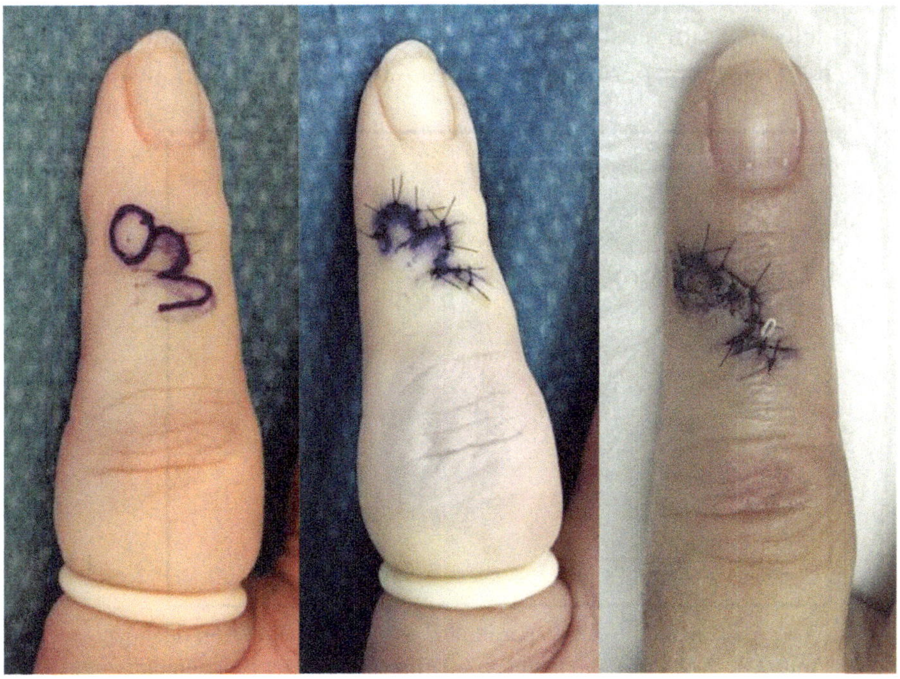

Figura 2: Caso clínico que muestra un colgajo bilobulado en dorso de dedo para cubrir el defecto de una resección de tumor de piel.

Bibliografía

Esser J.F.S. Gestielte lokale Nasenplastik mit zweizipfligem Lappen, Deckung des sekundären Defektes vom ersten Zipfel durch den zweiten. *Deutsche Zeitschrift f. Chirurgie* 143, 385-390 (1918). https://doi.org/10.1007/BF02793149.

Hierner R. *et al.* (eds.). *Flaps in Hand and Upper Limb Reconstruction Surgical Anatomy*, Operative Techniques and Differential Therapy (z-lib.org).pdf

Zitelli JA. The bilobed flap for nasal reconstruction. *Arch Dermatol.* 1989 Jul;125(7):957-9. PMID: 2742390.

Zimany A. The bi-lobed flap. *Plast Reconstr Surg* (1946). 1953 Jun;11(6):424-34. doi: 10.1097/00006534-195306000-00002. PMID: 13064040.

1.4. Colgajo romboidal de Limberg

Dr. Carlos Córdova C.

Descripción: Alexander Limberg 1928, modificada por Dufourmentel 1962.

Irrigación: Colgajo de transposición con irrigación random.

Inervación: -

Límite de cobertura: Aunque está descrito para reconstrucción en defectos de cobertura nasal en cirugía de mano, es de gran utilidad para cobertura del dorso central de la mano en presencia de defectos pequeños y medianos que están proximales a la MTCF. También es de utilidad para liberación de sindactilias.

Pedículo: -

1.4.1. Generalidades

En cirugía de mano es de gran utilidad para la cobertura de defectos pequeños y medianos que no son susceptibles para cierre primario.

Se basa en un colgajo diseñado en forma de un paralelogramo con dos ángulos a 60º y dos ángulos a 120º; este colgajo gira a través de un punto de pivote (Figura 1).

Teóricamente este colgajo tiene una mejor cicatrización si se logra tallar las líneas del colgajo en la zona de mayor extensibilidad de la piel, haciéndolo coincidir con las zonas de tensión de la piel.

Se ha descrito que este tipo de colgajo puede ser utilizado para defectos cutáneos grandes, pero en estos casos dependerá de una irrigación por perforantes locales y no por un patrón aleatorio.

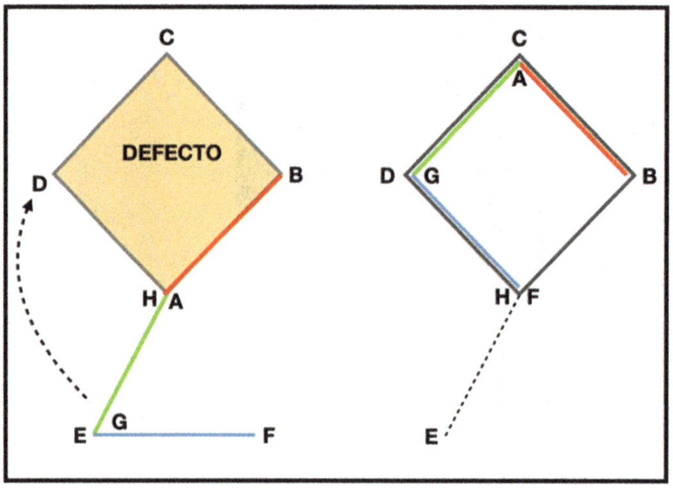

Figura 1: Esquema de dibujo para tallar colgajo y su dirección de movilización. Punto C y A son con anulación de 60'. Los puntos D y B tienen una angulación 120'.

1.4.2. Anatomía aplicada

Se trata de un colgajo de transposición que se irriga de forma aleatoria por los plexos subdérmicos a través de la base del colgajo.

El drenaje venoso y linfático se logra a través de la base del colgajo.

1.4.3. Técnica quirúrgica

Este colgajo se recomienda hacerlo con bloqueo regional anestésico para evitar la infiltración que genera la anestesia local.

Se dibuja el defecto dentro del romboide respetando los ángulos descritos y el tejido sano, se proyecta con el dibujo el colgajo que será transpuesto con la piel más móvil teniendo la precaución de no comprometer una zona crítica que pueda generar una distorsión en el momento de movilizar el colgajo, lo que es posible ocupando una de las cuatro extensiones del colgajo que se movilizará (Figura 2).

Se realiza la incisión en el defecto sobre las marcas previamente diseñadas y posteriormente se talla el colgajo destinado a la transposición teniendo la precaución de levantar con el espesor suficiente para no comprometer la irrigación, idealmente que sea lo suficientemente grueso como para que se pueda visualizar el peritenon en el caso del dorso de la mano.

Se realiza la transposición y se cierra con punto de sutura no absorbible primero la zona del defecto y posteriormente se completa la sutura de cierre (Figura 3).

Es de vital importancia realizar una adecuada hemostasia para evitar complicaciones como la formación de hematoma bajo el colgajo y la necrosis posterior.

En caso de dudas se recomienda el uso de un drenaje tipo *penrose* para minimizar la formación de un coágulo bajo el colgajo.

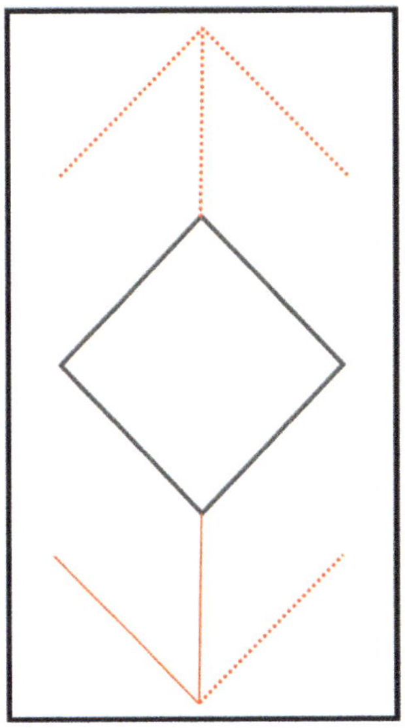

Figura 2: Opciones de proyección de colgajo según la zona del defecto.

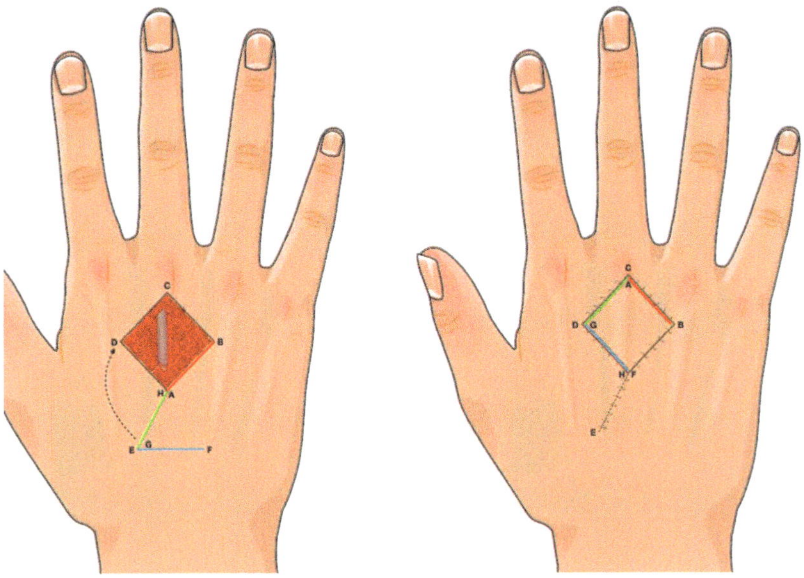

Figura 3: Ejemplo de cobertura y dibujo del colgajo previo a la transposición y posterior a la cobertura del defecto.

1.4.4. Cuidados posoperatorios

El cuidado posoperatorio es sencillo: se realiza una curación a los 5 - 7 días y se observa la vitalidad del colgajo además de descartar complicaciones locales iniciales, como infecciones locales y hematomas que pueden generarse entre el lecho del defecto y el colgajo que fue rotado.

Los puntos de sutura se retiran a las dos semanas y se estimula a realizar un movimiento activo suave de los dedos para evitar complicaciones como la rigidez.

En algunos casos recomendamos dejar una férula tipo valva de yeso por las dos primeras semanas.

1.4.5. Complicaciones

A pesar de ser un colgajo versátil no deja de tener pasos críticos y complicaciones, dentro de las cuales se reportan:

- Hematoma
- Infección
- Cicatriz hipertrófica
- Necrosis del colgajo

1.4.6. Resultados

Los resultados de este colgajo han sido reportados en su gran mayoría en series de casos y en reconstrucción de defectos de cobertura secundarios a lesiones benignas de piel. Se reporta una satisfacción de 100% en series de pacientes con defectos de 1 cm en cara y cuello y las complicaciones reportadas han sido entre 9 y 15%, incluyendo infecciones superficiales, necrosis parcial del colgajo y hematomas.

Bibliografía

Dufourmentel C. An L-shaped flap for lozenge shaped defects: principle - technique – applications. *Transact Third Int Congr Plast Surg.* 1964:772–773.

Kang AS, Kang KS. Rhomboid flap: Indications, applications, techniques and results. A comprehensive review. *Ann Med Surg* (Lond). 2021 Jul 7;68:102544. doi: 10.1016/j.amsu.2021.102544. PMID: 34285803; PMCID: PMC8278203.

Limberg AA. Mathematical principles of local plastic surgery procedures on the surface of the human body (Russian). *Medgis*, Leningrad (1946).

1.5. Vendaje semioclusivo

Dr. Carlos Córdova C.

1.5.1. Generalidades

El vendaje semioclusivo es una opción para el tratamiento de las lesiones en la punta de los dedos (pulpejo), que se basa en la utilización de un parche como el Tegaderm® y Opsite® situado en la circunferencia de la lesión, creando un medio optimo que permite la formación de tejido de granulación y la epitelización.

Este tipo de vendaje proporciona una cobertura temporal que protege el dedo y reduce el dolor. La cobertura semioclusiva permite que el entorno de curación sea óptimo en términos de pH, oxígeno, tensión e inmunoagentes, lo que promueve activamente la formación de tejido de granulación y la epitelización.

Si bien puede aplicarse en cualquier dedo, no es nuestra preferencia para defectos volares del pulgar pues creemos que los colgajos de avance son una mejor opción.

Descripción: Mennen y Wiese 1993

Irrigación: -

Inervación: -

Límite de cobertura: Defectos de cobertura de punta de dedos Allen I - II - III - IV.

Pedículo: -

1.5.2. Fisiología

La fisiología de este vendaje se basa en generar un ambiente húmedo para la regeneración del tejido con una elevación de la presión parcial de oxígeno. Los estudios han demostrado que dentro de un ambiente lleno de factores de crecimiento como el TGF-beta1-2, existe una importante formación de patógenos que hacen un recambio semanal, creando un medio promotor de la regeneración.

Este medio húmedo rico en factores de crecimiento, ayuda a la formación de tejido de granulación y a la epitelización, lo que permite una curación más rápida y efectiva de la lesión en la punta del dedo.

1.5.3. Técnica quirúrgica

El procedimiento puede ser realizado con un bloqueo troncular habitual, con isquemia únicamente del dedo comprometido usando un dedo de guante o penrose. También puede ser realizado en pabellón con bloqueo regional e isquemia de la extremidad si se efectuara algún otro procedimiento o son varios dedos comprometidos.

Antes de realizar el vendaje se debe hacer un aseo cuidadoso con suero fisiológico y se debe resecar el tejido desvitalizado y francamente contaminado.

En las amputaciones Allen III y IV, en las que hay compromiso óseo, el lecho ungueal debe quedar al mismo nivel que el hueso para evitar deformidades de la uña.

Es posible decolar parcialmente el tejido celular subcutáneo de los bordes para lograr una mejor cobertura ósea. Si no es posible, se debe preparar el lecho de la amputación idealmente lo más seco posible y sin sangrado activo de los vasos sanguíneos digitales, además de realizar un adecuado manejo del nervio digital para evitar un neuroma (reseción proximal al nivel de la amputación o *shunt* de ambos nervios digitales).

Para el vendaje se puede usar opsite®, tegaderm® o similar, y se ubica un borde del tegaderm en el dorso del dedo; posteriormente se rota por la punta hasta llegar a la cara volar dejando totalmente sellada la punta y con aproximadamente 1 cm de remanente del material a distal (Figura 1).

Se retira la protección externa del material que se usó y se comprime suavemente para eliminar cualquier tipo de filtración que pueda existir. Se retira la isquemia para confirmar que no haya filtraciones, y una vez seguro de este paso se protege con una gasa en la base del vendaje y otra de forma circular a distal, intentando no cubrir la IFP para permitir una movilidad libre de esta articulación (Figura 1).

El cuidado y seguimiento debe ser estricto, realizándose de forma semanal en la que el médico debe descubrir cuidadosamente el apósito, incluido el tegaderm® o el opsite®, y limpiar los bordes con alcohol o cavilon sin retirar el coágulo de la punta. Posteriormente se instala un nuevo apósito con la técnica ya descrita.

Se espera que a los 14 días ya exista una epitelización y entre las 4 - 6 semanas esté completamente cubierto, dependiendo del tipo de lesión al que nos enfrentemos.

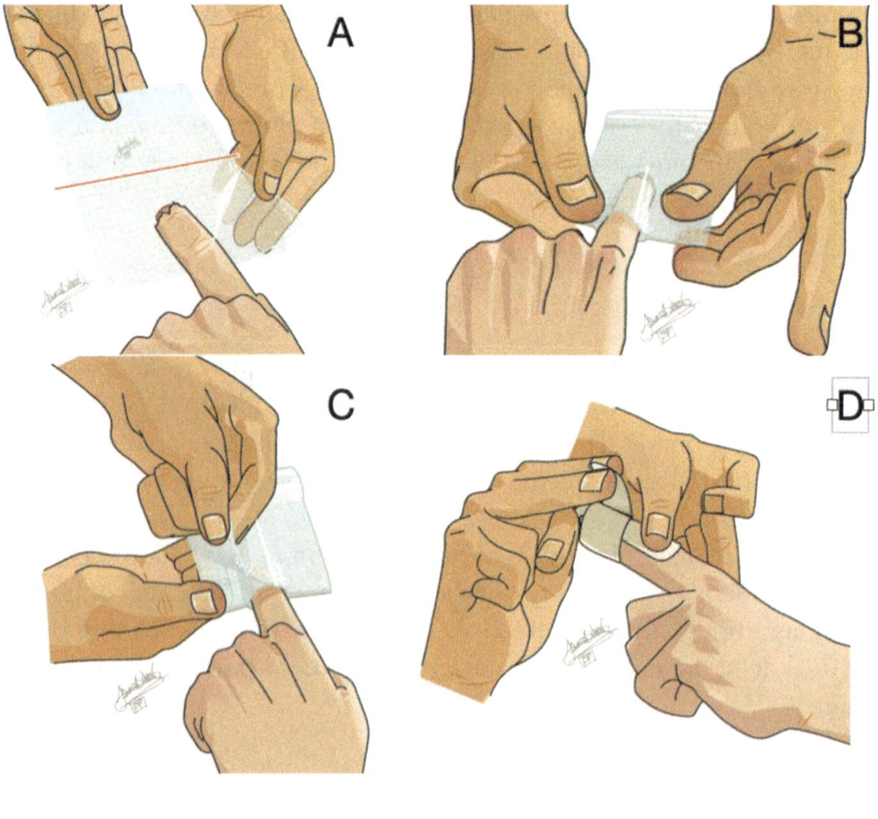

Figura 1: Esquema de la instalación de un vendaje semioclusivo, A: posterior a realizar el aseo; la punta del dedo debe quedar al menos a 1 cm del pliegue del adhesivo (línea roja), B: unir los extremos laterales para lograr un adecuado sellado, C: retirar el papel protector del tegaderm, D: revisar que no tenga filtración al retirar la isquemia y cubrir la base y el vendaje con gasa que en lo posible permita movilidad de las articulaciones sanas.

1.5.4. Resultados

Los resultados son muy buenos en cuanto a lo estético y funcional en todas las lesiones de punta de dedo, incluso con exposición ósea recuperando la forma, huella digital y aspecto estético.

1.5.5. Caso clínico

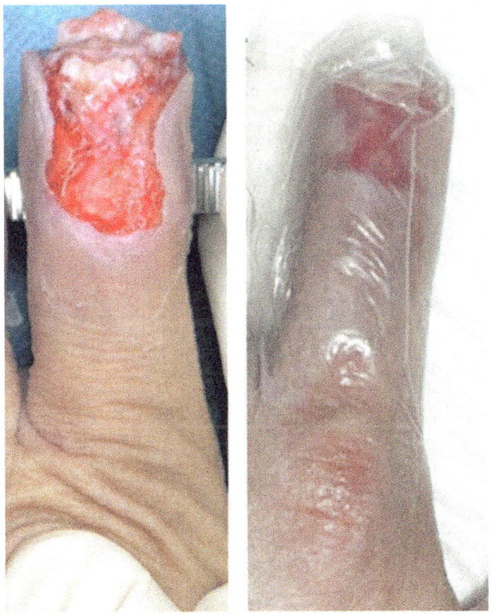

Figura 2: Defecto de cobertura y cobertura con tegaderm.

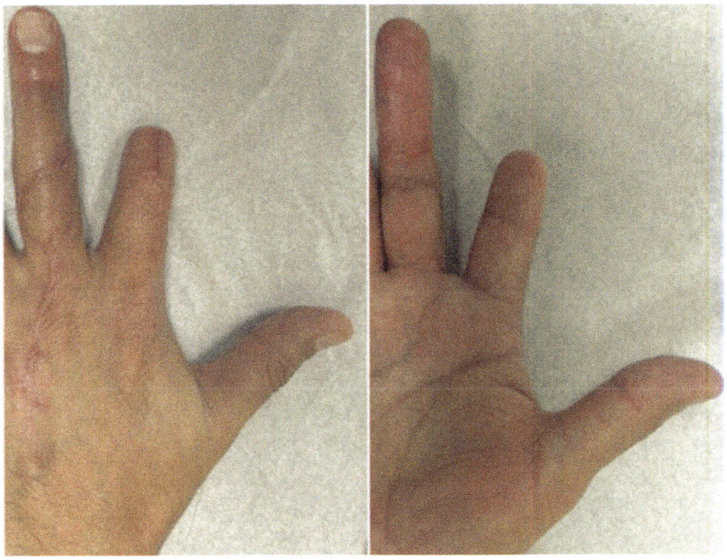

Figura 3: Resultado final con la regeneración de tejido a las 10 semanas de evolución.

Bibliografía

Mennen U, Wiese A. Fingertip injuries management with semiocclusive dressing. *J Hand Surg Br*. 1993 Aug;18(4):416-22. doi: 10.1016/0266-7681(93)90139-7. PMID: 8409649.

Mühldorfer-Fodor M, Hohendorff B, Vorderwinkler KP, van Schoonhoven J, Prommersberger KJ. Behandlung von Fingerkuppendefektverletzungen mit dem Semiokklusionsverband nach Mennen und Wiese [Treatment of fingertip defect injuries with a semiocclusive dressing according to Mennen and Wiese]. *Oper Orthop Traumatol*. 2013 Feb;25(1):104-14. German. doi: 10.1007/s00064-012-0192-5. PMID: 23371001.

Quadlbauer S, Pezzei C, Jurkowitsch J, Beer T, Keuchel T, Hausner T, Leixnering M. Der Okklusionsverband zur Behandlung von Allen III und IV Fingerkuppenverletzungen als Alternative zu lokalen Lappenplastiken [The semi-occlusive dressing in treating Allen III and IV fingertip injuries as an alternative to local skin flaps]. *Unfallchirurg*. 2017 Nov;120(11):961-968. German. doi: 10.1007/s00113-016-0237-6. PMID: 27638553.

CAPÍTULO

2

Injertos de piel y matriz dérmica

2.1. Injertos de piel

Dra. Pamela Gatica S.

Corresponde a la transferencia de un segmento de epidermis y una porción variable de dermis desprovisto totalmente de su irrigación natural (zona dadora), hasta una nueva localización (zona receptora), desde donde recibirá un nuevo aporte sanguíneo.

Los dos tipos de injertos cutáneos son los injertos de espesor parcial (injerto dermo-epidérmico o IDE) y espesor completo (piel total o IPT). Son el método más sencillo para cubrir defectos cutáneos que no pueden ser cerrados en forma primaria, sin embargo no están indicados en lesiones con exposición de estructuras nobles (hueso, tendón, nervio, vasos sanguíneos); infección activa o lechos desvitalizados.

Todos los injertos de piel están constituidos por epidermis y una porción variable de dermis, según el grosor de esta. Independientemente del grosor u origen del injerto, todos requieren del mismo proceso para sobrevivir, el cual se divide en tres etapas para lograr el éxito.

Imbibición plasmática (primeras 48 horas): Proceso inicial durante el cual el injerto absorbe los nutrientes desde el lecho receptor por difusión, formando una capa de fibrina intermedia.

Inoculación (3er día): Formación de conexión vascular entre vasos seccionados y los vasos del lecho receptor (*Kissing capillaires*)

Angiogénesis (5to día): Vascularización del injerto por el crecimiento de vasos de neoformación y anastomosis entre vasos del injerto y el lecho

2.1.1. Clasificación de los injertos de piel

Injertos de piel total (Wolfe Krause 1875-1893)

Incluyen epidermis y el espesor total de la dermis

- Contienen en grado variable anexos cutáneos.
- Permiten buen resultado estético, mejor sensibilidad, menor riesgo de contractura.
- Tienen como limitante el tamaño, deben ser pequeños para lograr el cierre primario del sitio donante, y limitar los riesgos de una mala adherencia y eventual pérdida del injerto.

Potenciales zonas dadoras: Párpados, retroauricular, supraclavicular, antecubital (codo), muñeca, zona hipotenar (Figura 1), inguinal, subglúteo. Dentro de estas, las más utilizadas para lesiones en extremidad superior son el pliegue anterior del codo y la zona hipotenar de la mano. El pliegue anterior de la muñeca es muy utilizado también, pero hay que considerar que genera una cicatriz transversa que puede ser considerada estigmatizante de intentos de autolisis.

Toma del injerto: Realizar una incisión ovoidea directa con bisturí en el eje de mínima tensión. Se debe tomar un injerto de mayor tamaño que el defecto para permitir una sutura sin tensión. La mayoría de los sitios donantes cierran en forma primaria, sin embargo se puede disminuir la tensión de los bordes utilizándose sutura subdérmica e intradérmica para disminuir la posible isquemia de sutura de piel.

Preparación del injerto: Debe liberarse de toda la grasa y tejido subcutáneo para permitir la revascularización del injerto. El procedimiento debe realizarse cuidando no exceder el límite de la dermis para no disminuir el grosor del injerto; habitualmente utilizamos bisturí o tijeras metzenbaun para retirar el remanente de tejido subcutáneo.

Una vez cosechado y preparado el injerto, este debe fenestrarse para permitir el drenaje de la sangre y limitar la eventual formación de coágulos y/o acumulación de exudado. Para esto, apoyamos el injerto en una esponja o moltopren® y con un bisturi N° 11 hacemos la fenestración.

Fijación y cobertura del injerto: El injerto se fija con puntos separados no reabsorbibles o corchetes.

El injerto se cubre mediante una curación compresiva con gasa lubricada (Jelonet®) y, sobre esta, algodón húmedo que se adapta y comprime en forma homogénea la superficie injertada, que se cubre con una nueva capa de gasa lubricada.

Manejo zona donante: Habitualmente se utiliza el cierre primario.

Injertos piel parcial (dermoepidérmicos) (Ollier-Tersch)

Incluyen epidermis y grosor variable de dermis (parcial). Permiten la cobertura de defectos de mayor tamaño. El grosor del injerto puede variar con un rango de 0,02 – 0,5 mm. Los injertos de menor grosor presentan mejor incorporación, pero pueden sufrir contracción de hasta 50 - 75%. Los injertos de mayor grosor tienen mayor dificultad para adherirse pero presentan mejor funcionalidad, con una contracción de solo un 10%.

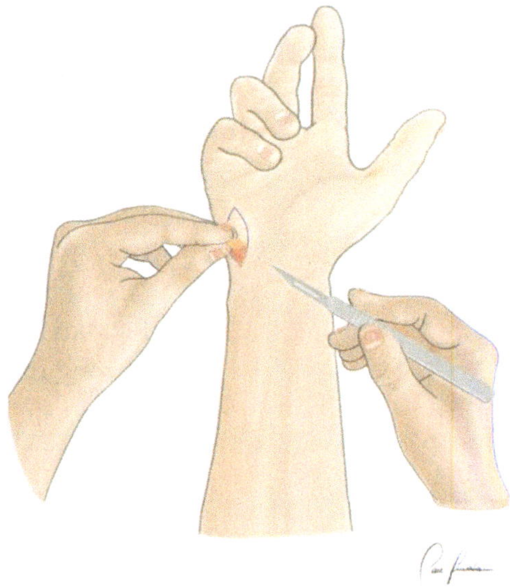

Figura 1: Representación de toma de injerto de piel total.

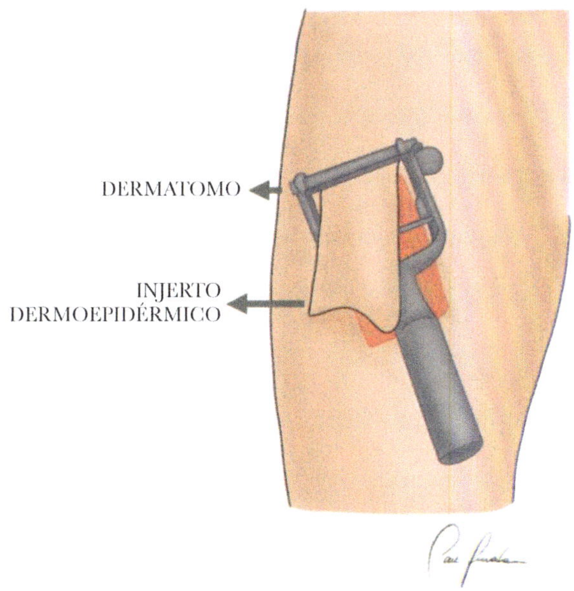

Figura 2: Representación de toma de injerto dermoepidérmico.

Potenciales zonas dadoras: Las zonas dadoras más frecuentemente utilizadas en extremidad superior son la cara interna de brazo y, en defectos más grandes, la cara anterolateral de los muslos (Figura 2).

Toma del injerto: La toma se realiza frecuentemente mediante el uso de dermatomos, que es importante conocer y manejar previamente.

- Lubricar la zona dadora y el dermatomo con vaselina para permitir el deslizamiento con mayor facilidad.
- Accionar el dermatomo y deslizarlo sobre la piel, con una presión y velocidad constante; el proceso se facilita mediante la tracción de la piel de la zona dadora.
- Una vez cosechado y preparado el injerto, debe fenestrarse para permitir el drenaje de la sangre y la formación de coágulos y/o acumulación de exudado.
- En defectos muy extensos puede ser útil el uso del expansor, permitiendo expandir el injerto a diferentes escalas según el tamaño del defecto a cubrir (Figura 2).

Fijación y cobertura del injerto: El injerto se fija con puntos separados no reabsorbibles o corchetes.

El injerto se cubre mediante una curación compresiva con gasa lubricada (Jelonet®) Y, sobre esta, algodón húmedo que se adapta a las irregularidades de la superficie injertada, que se cubre con una nueva capa de gasa lubricada.

Manejo zona dadora: Tras completar la cosecha del injerto, la zona dadora se cubre con gasas humedecidas con solución de adrenalina 1:10.000 para mejorar la hemostasia

El cierre se logra a través de cicatrización por segunda intención mediante una curación cerrada u oclusiva con un apósito seco (moltoprén®) sobre uno de gasa lubricado en contacto con la zona donante, el cual se despegará y retirará gradualmente desde los bordes, en la medida en que el proceso de cicatrización avance.

El tiempo que durará este proceso es variable, y dependerá de la profundidad y del tamaño del área donante.

2.1.2. Condiciones indispensables para la sobrevida del injerto (aplicable a IDE e IPT)

Para garantizar la supervivencia del injerto se debe considerar las fases que hay que atravesar hasta lograr estabilidad y nutrición permanente. Es muy importante tener en cuenta que el injerto debe estar lo más fijo posible a su lecho receptor para evitar que el movimiento produzca un cizallamiento de los capilares y una consecuente falla en el proceso de neovascularización.

Es indispensable que la zona receptora mantenga un adecuado lecho para lograr el éxito de la cobertura. Dentro de estas características destacan:

1. Adecuada irrigación zona receptora.
2. Correcta limpieza y preparación zona receptora.
3. Contacto estrecho y permanente entre el injerto y el lecho receptor.

a) Debe fijarse adecuadamente y moverse lo menos posible, de esta forma se mantienen estables las dos superficies facilitando así la revascularización primaria y secundaria.
b) Evitar la formación de coágulos, hematomas o seromas entre el injerto y el lecho receptor.

2.1.3. Cuidados zona receptora (aplicable a IDE e IPT)

- Inmovilización de la zona receptora.
- Evitar curaciones precoces y respetar el tiempo mínimo para descubrir, habitualmente 7 días, que es cuando se ha completado el proceso de angiogénesis.
- Drenaje precoz de seromas y hematomas, que aumentan el espacio muerto entre lecho receptor e injerto, disminuyendo las probabilidades de neovascularización, y con ello la sobrevida del injerto.
- Uso de bloqueadores solares para proteger de la luz UV, idealmente sobre factor 50.
- Lubricación constante.
- Masajes para evitar la contractura y/o adherencia excesiva del injerto.

2.1.4. Complicaciones tempranas del injerto (aplicable a IDE e IPT)

- Generalmente se producen fallas parciales en algunas zonas, las cuales pueden manejarse con curaciones por segunda intención.
- Formación seromas / hematomas.
- Inadecuada fijación o estabilidad del injerto.
- Infección.

2.1.5. Complicaciones tardías del injerto (aplicable a IDE e IPT)

- Contractura o retracción.
- Adherencia excesiva.
- Sensibilidad: se produce una reinervación del injerto por conexiones directas de fibras nerviosas entre lecho e injerto y posteriormente por invasión de terminales nuevas, recuperando inicialmente la sensibilidad táctil, luego la algesia y finalmente la térmica, en un periodo de 4 semanas a un año.
- Cosmesis / Coloración / Pilosidad.

2.1.6. Casos clínicos

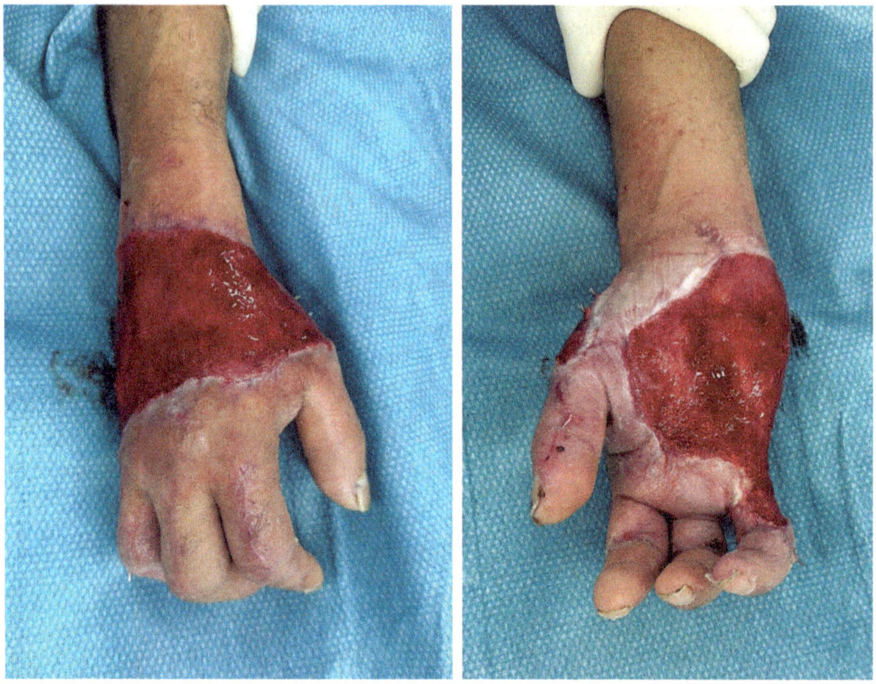

Figura 3: Defecto de cobertura en el dorso y palma de la mano con un lecho vital para cubrir con injerto de piel tipo IDE.

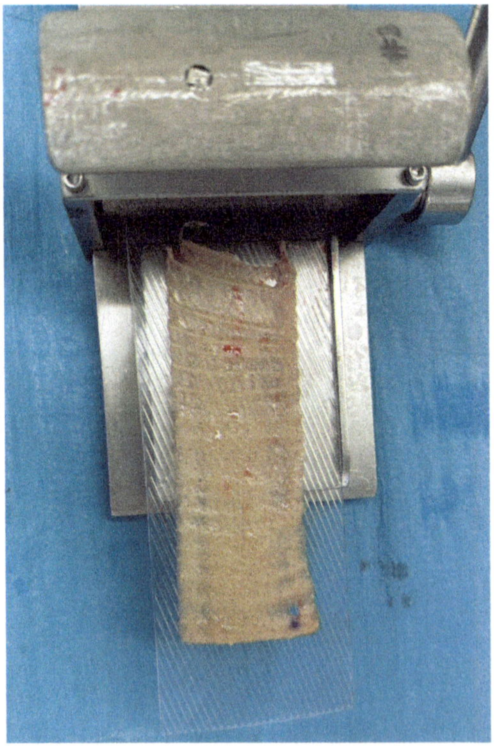

Figura 4: Injerto de piel dermoepidérmico tomado de la región interna del brazo posterior a ser fenestrado utilizando un expansor.

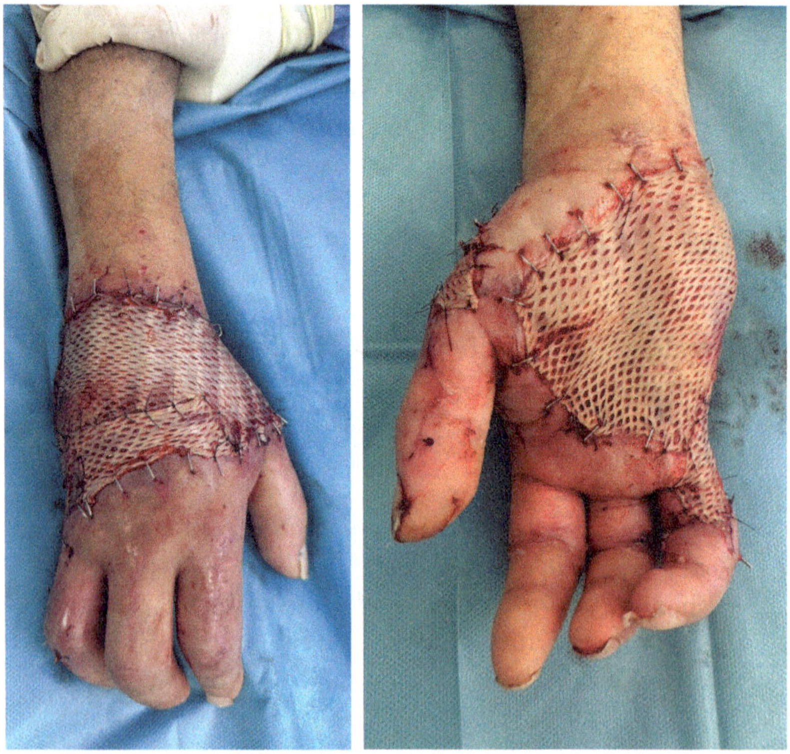

Figura 5: Cobertura del defecto dorsal y volar con injerto tipo IDE y fijación de los bordes con corchetes y sutura no absorbible.

Bibliografía

Bashir Muhammad Mustehsan; Sohail Muhammad; Shami Hussan Birkhez (2018). *Traumatic Wounds of the Upper Extremity. Hand Clinics, 34(1), 61–74.* doi:10.1016/j.hcl.2017.09.007

Canale & Beaty: *Campbell's Operative Orthopaedics*, 12th ed. Chapter 65: Acute Hand Injuries.

R. Hierner, R. Putz, A. T. Bishop, Z. Shen, K. Wilhelm; Flaps in Hand and Upper Limb Reconstruction, Chapter B.10 Further treatment options for coverage of soft tissue and bone defects at the upper limb.

Skin grafts: Green`s Operative Hand Surgery.

Wolf JM, Athwal GS, Shin AY, Dennison DG: Acute trauma to the upper extremity: what to do and when to do it. *JAAOS* 91: 1240. 2009.

2.2. Matriz dérmica

Dr. Pamela Gatica S.

La cobertura de lesiones de la extremidad superior presenta múltiples desafíos al momento de decidir la técnica a utilizar. Los requisitos funcionales y fisiológicos específicos, así como la restitución de la flexibilidad, movilidad y sensibilidad altamente especializada requieren una consideración especial al momento de definir la técnica ideal de cobertura.

Históricamente las técnicas más utilizadas para cubrir un defecto cutáneo son los autoinjertos de piel o los colgajos. Sin embargo en determinadas situaciones y/o regiones corporales no solo es necesario alcanzar una cobertura cutánea estable, sino también una buena calidad de la piel, condicionada por un adecuado lecho receptor dado por la calidad de dermis remanente, que al no poseer la capacidad de regenerarse resulta el principal condicionante para un buen resultado. Este es el principal motivo por el cual el desarrollo de los *sustitutos de piel* adquieren mayor importancia.

Originalmente los sustitutos dérmicos fueron descritos para el tratamiento de quemaduras. Sin embargo, con el tiempo, los cirujanos de extremidad superior ampliaron el uso de estos sustitutos para cubrir lesiones traumáticas, incorporándose como alternativa dentro del concepto de escalera reconstructiva para extender las opciones de tratamiento.

La aplicación de sustitutos dérmicos combinados con injertos de piel tiene como objetivo dar cobertura a partir de la aplicación de una matriz acelular, cuyo fin es la formación de una dermis funcional, proporcionando una solución alternativa frente a lesiones determinadas, en las que la cobertura con injertos primarios, o colgajos, no sean una opción.

El término de sustituto dérmico o matriz dérmica acelular se usa indistintamente para referirse comúnmente a una amplia gama de productos y abarca un grupo heterogéneo de materiales que permiten reemplazar algunas de las funciones de la piel, proporcionando diversas propiedades biológicas y fisiológicas de la dermis.

Los principios o características "ideales" para una adecuada función de los sustitutos dérmicos son:

- Protección de la herida frente a infecciones y evitar la pérdida de fluidos.
- Propiedades biológicas del sustituto dérmico que permitan el desarrollo de la neodermis.
- Fácil manipulación y resistencia.

Los sustitutos dérmicos más ampliamente utilizados están compuestos por una bicapa de colágeno y glucosaminogliconato recubierta por un sustituto epidérmico temporal formado por silicona. La matriz porosa aplicada al lecho de la herida actúa como un andamio para el crecimiento interno de los fibroblastos, las células endoteliales y el colágeno endógeno del huésped, que posteriormente se vasculariza y crea una capa distinta llamada "neodermis".

Las indicaciones clínicas comunes para el uso de sustitutos dérmicos en la extremidad superior incluyen el tratamiento de quemaduras y la cobertura de tejidos blandos en contexto de lesiones traumáticas con mínima exposición de estructuras nobles (hueso, tendón, vasos o nervios).

Otros usos están descritos en lesiones que comprometan áreas críticas, en donde se requiera recuperar sensibilidad, flexibilidad y movilidad.

Se han desarrollado matrices dérmicas acelulares a partir de diversas fuentes, incluidas humanas, porcinas y bovinas, en un intento de promover la regeneración organizada del tejido huésped.

Durante las últimas dos décadas se han elaborado varias matrices dérmicas disponibles comercialmente que varían tanto en el origen del tejido como en el nivel de procesamiento.

En Chile el sustituto dérmico más utilizado es el Integra®, matriz de origen bovino desarrollada en 1981 por Yannas y Burke, compuesto por una membrana bicapa de epidermis temporal de silicona semipermeable y una dermis fibrilar de colágeno poroso tipo I. La matriz actúa como una plantilla de regeneración dérmica que se degrada paulatinamente para formar "neodermis", que actuará como lecho receptor para injerto de piel parcial (Figura 1).

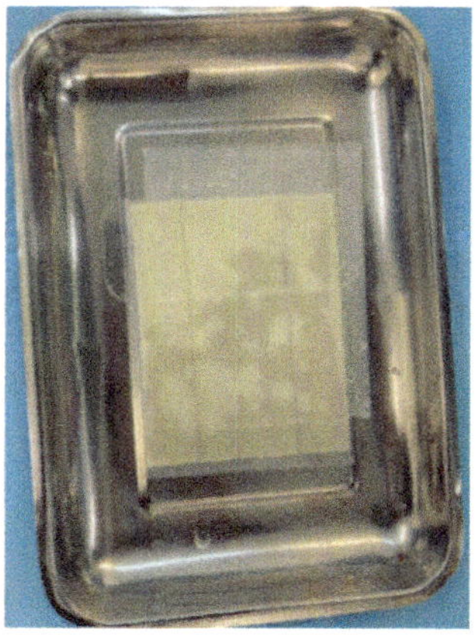

Figura 1: Integra®

Clásicamente se han descrito cuatro fases histológicas para la integración de este sustituto.

Su utilidad ha sido ampliamente difundida dados sus beneficios en cuanto a calidad de cobertura, y las bajas complicaciones asociadas; sin embargo es necesario considerar los altos costos que implican su uso, los cuidados posoperatorios que requiere, y la necesidad de una segunda intervención diferida para completar el proceso.

2.2.1. Etapas de integración del sustituto dérmico

Según Moiemen *et al.*, hay cuatro etapas en el proceso de integración:

Imbibición: Primeros minutos, el sustituto comienza a adherirse al lecho.
Migración de fibroblastos: Día 7, los fibroblastos inician la producción de colágeno.
Neovascularización: Día 14, hay formación de nuevos vasos sanguíneos.
Remodelación y maduración: Día 26, el colágeno huésped reemplaza la matriz de colágeno dérmico.

2.2.2. Técnica de aplicación Integra® → Principios universales

- Preparación:
  - Lecho sano y limpio, previa resección de tejido desvitalizado.
  - Imprescindible realizar una hemostasia prolija del lecho para disminuir la probabilidad de hematomas que impidan la integración de la matriz.

- Fijación de la matriz dérmica:
  - Lograr una fijación estable mediante suturas / corchetes.
  - Inmovilizar la zona de aplicación con vendaje abultado, férula o sistema de aspiración.

- Curación y revisión:
  - Indicada en casos en que no se utilice sistema de aspiración continua.
  - Debe realizarse a las 48 horas en búsqueda de hematomas o seromas que se puedan drenar.
  - Posteriormente mantener curaciones una vez por semana para descartar infección.
  - En caso de infección se debe resecar el segmento afectado e iniciar esquema antibiótico para evitar la propagación bajo la lámina de silicona.
  - En caso de uso de sistema de aspiración continua, se realizan cambios no antes de una semana y se mantiene hasta completar el proceso.

- Segundo tiempo quirúrgico
  - El tiempo que demora la matriz en integrarse es variable y depende de varios factores, sin embargo el rango de tiempo es de 2 a 4 semanas.
  - Retirar lámina de silicona → Habitualmente se produce un cambio de color característico que indica que la matriz ya está integrada.
  - Al retirar la capa de silicona debe instalarse un injerto dermoepidérmico fino (fenestrado) sobre la neodermis, con la técnica de fijación habitual de cada centro.

2.2.3. Sustitutos dérmicos y uso de sistemas aspirativos a presión negativa

Para la incorporación de la matriz de regeneración al lecho del paciente se necesita una adherencia continua y firme, siendo, en determinadas circunstancias o localizaciones, difícil asegurar mediante apósitos o vendajes tradicionales.

En la literatura existen muchos trabajos que han intentado documentar el beneficio de los sistemas de aspiración a presión negativa tipo VAC® al asociarse a matrices de regeneración dérmica, demostrando que el principal beneficio sería disminuir el tiempo de integración del sustituto dérmico al lecho receptor mediante una adherencia estable.

2.2.4. Caso clínico

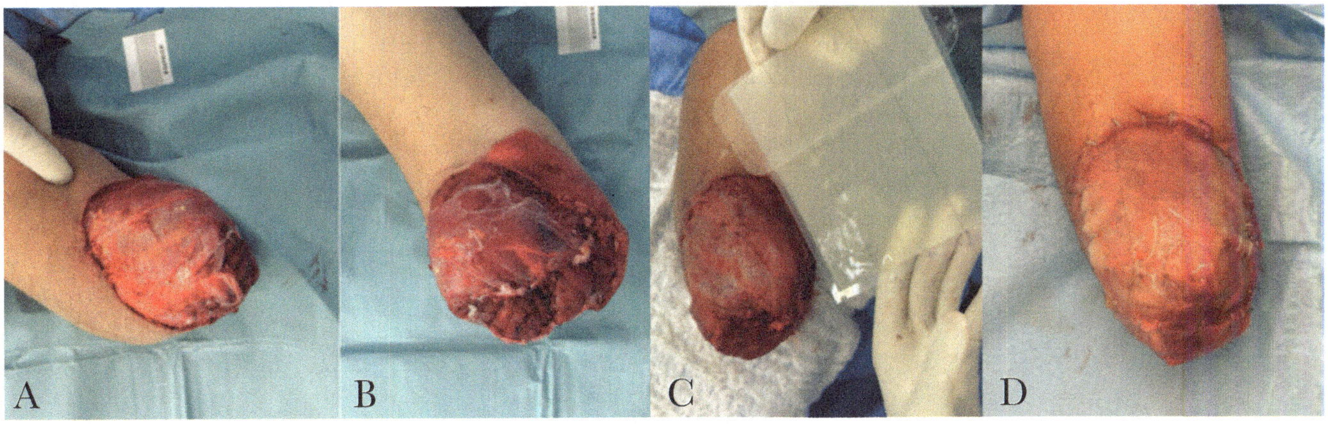

Figura 2: Defecto de cobertura por amputación traumática en antebrazo proximal (A-B); el primer tiempo consiste en la instalación de Integra® y fijación con corchetes (C-D).

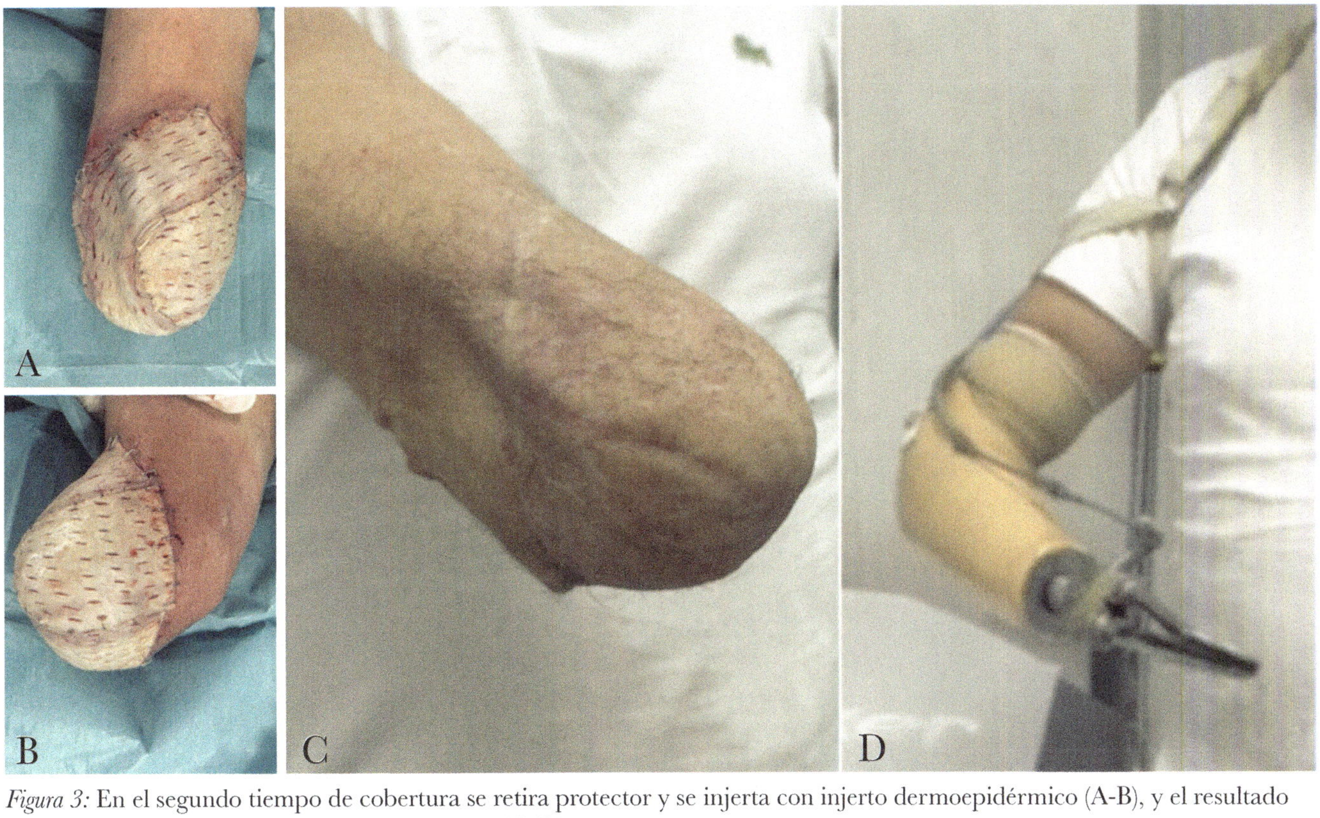

Figura 3: En el segundo tiempo de cobertura se retira protector y se injerta con injerto dermoepidérmico (A-B), y el resultado final del muñón y el uso de una prótesis gancho (C-D).

Bibliografía

CHANG DANIEL K.; LUIS MATEO R.; GIMÉNEZ ALEJANDRO; REECE EDWARD M. (2019). The Basics of Integra Dermal Regeneration Template and its Expanding Clinical Applications. Seminars in Plastic Surgery, 33(3), 185–189. doi:10.1055/s-0039-1693401

JONES ISABEL; LACHLAN CURRIE; ROBIN MARTIN (2002). A guide to biological skin substitutes. , 55(3), 185–193. doi:10.1054/bjps.2002.3800_

REHIM SHADY A.; SINGHAL MANEESH; CHUNG KEVIN C. (2014). Dermal Skin Substitutes for Upper Limb Reconstruction Current Status, Indications, and Contraindications. *Hand clinics*, 30(2), 239–252. doi:10.1016/j.hcl.2014.02.001_

YANNAS IV, BURKE JF. Design of an artificial skin. I. Basic design principles. *J Biomed Mater Res.* 1980;14:65–81

WATT ANDREW J.; FRIEDRICH JEFFREY B.; HUANG JERRY I. (2012). Advances in Treating Skin Defects of the Hand Skin Substitutes and Negative-Pressure Wound Therapy Hand clinics 28(4), 519–528. doi:10.1016/j.hcl.2012.08.010

CAPÍTULO 3

Z plastía en la mano

3.1. Introducción

Dr. Carlos Córdova C.

Descripción:
- Primera descripción por Horner 1837 en Filadelfia, descrito como colgajo de transposición único (no necesariamente en Z).
- Primera publicación como colgajo en Z por Berger 1904, perfeccionó la confección de las Z con ángulos iguales.
- Primera descripción de Z múltiples por Motersein, Avances y detalles del uso de la Z plastía por Limberg en 1946 y 1963.
- Mc Gregor 1967: descripción y detalles del uso en la mano.

Irrigación: tipo Random (o plexo subdérmico).

Inervación: -

Utilidad:
- Cicatriz retráctil.
- Apertura de primer espacio.

La plastía en "Z" o colgajo triangular convergente es una técnica quirúrgica utilizada con frecuencia para la corrección de cicatrices retráctiles de la piel.

Se basa en la creación de colgajos que se van a transponer para lograr una mayor longitud de la cicatriz. Esta plastía puede ser simple cuando se movilizan dos colgajos, o complejas cuando se combinan diferentes tipos de angulaciones y número de colgajos, teniendo en cuenta que todos se levantan en el mismo eje de la cicatriz, por lo tanto como principio una Z simple tendrá un eje longitudinal y un eje transversal (Figura 1).

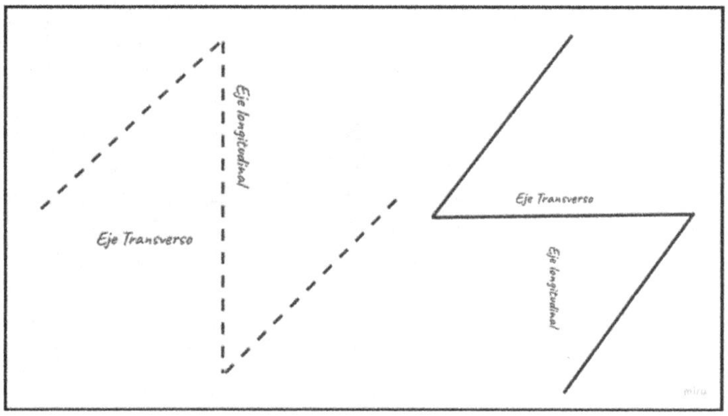

Figura 1: Esquema de dibujo de los ejes de una Z plastía.

Ian Mc Gregor fue quien abordó el tema a profundidad y aplicó su uso específico en la mano en varias publicaciones entre los años 1950 y 60. Estableció que en la medida que aumenta la angulación de los colgajos a movilizar aumenta el alargamiento logrado en la cicatriz, pero también aumenta el acortamiento que se produce en la zona transversal de la contractura. Este punto es particularmente importante en la palma de la mano, donde existen anclajes potentes a la fascia palmar profunda, lo que dificulta la movilización o traslación de los colgajos. Es así como llegamos a la angulación más frecuentemente utilizada, que son las Z plastías de 60°, las cuales logran un alargamiento de la cicatriz de un 75% sin dificultar la transposición de los colgajos creados; mientras mayor sea la angulación de la Z plastía mayor será la elongación de la cicatriz (Tabla 1).

Tabla 1

Angulación	Elongación lograda (%)
30°	25%
45°	50%
60°	75%
75°	100%
90°	120%

La plastía en Z tiene varios efectos respecto a la transposición de colgajos (Figura 2):

- Redireccionar la cicatriz: se planifica la orientación de la cicatriz hacia las líneas de tensión de Langers.
- Alargamiento de la cicatriz: este alargamiento varía según la angulación del colgajo (ver Tabla 1).
- Movilización de tejido: útil para cobertura o profundización.
- Realineación de tejido.

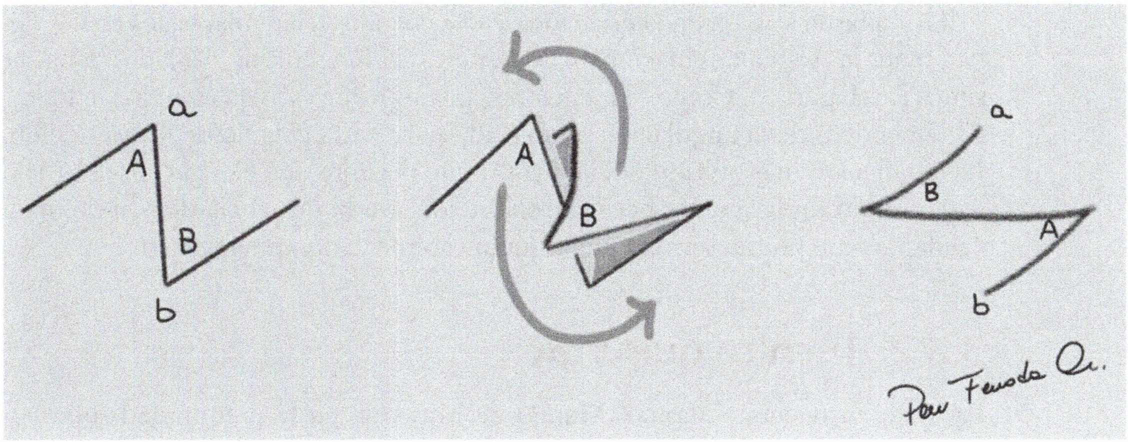

Figura 2: Representación de transposición de los flaps de una Z plastía.

Referencias

HORNER W. Clinical report on the surgical department of the Philadelphia hospital. Blockely, for the months May, June, July, 1837. *Am J Med Sci* 21 (1837) 105.

MC GREGOR IA. The Z-plasty in hand surgery. *J Bone Joint Surg Br.* 1967 Aug; 49(3): 448-57. PMID: 5341268.

3.2. Z plastía simple

Dra. Pamela Vergara G.

3.2.1. Generalidades

Se trata de colgajos de transposición que, según su diseño, permiten la elongación del eje principal sobre el cual se trazan, siendo particularmente útiles en la elongación de cicatrices retráctiles.

La Z plastía se basa en la creación de dos colgajos triangulares, los cuales deben tener la misma angulación en el vértice, y la longitud de sus lados debe ser simétrica (Figura 1). Como se mencionó en la introducción, la elongación lograda dependerá de la angulación establecida para cada colgajo de transposición. La angulación más utilizada es la de 60°, que permite una elongación del 75%.

Las contraindicaciones para su realización son la presencia de piel de mala calidad, como podría ser una piel isquémica, infectada, quemada, etc.

3.2.2. Técnica quirúrgica

Paciente en decúbito supino. Mango de isquemia en la extremidad superior. Aseo y antisepsia de piel. Anestesia regional, general o incluso local.

El primer paso es definir la línea de tensión o eje longitudinal de la cicatriz retráctil. Esto se puede evaluar palpando la tensión generada con la máxima extensión o elongación de la cicatriz, además de observar posibles cambios de coloración en la piel.

Una vez identificado el eje longitudinal se traza una línea sobre este y se mide con regla. Luego se trazan dos líneas con la angulación deseada respecto a este eje longitudinal. Es importante que estas dos líneas tengan exactamente la misma longitud que la línea central trazada sobre la cicatriz. Si bien la angulación se podría medir con un goniómetro estéril, en la práctica solo se hace una estimación. Existen dos alternativas para tallar una Z dependiendo de la orientación que tengan sus lados. En la toma de decisiones hay que tratar de evitar pliegues o piel en mal estado o menos flexible.

Se realiza la incisión sobre las líneas dibujadas con bisturí N° 15. Se levantan los colgajos de piel tratando de preservar el tejido subcutáneo. Se debe coagular los vasos visibles durante este proceso. Una vez que se tiene completamente liberados los triángulos de piel, se realiza la transposición o el avance de los mismos (Figura 2). Se cierra con puntos de vértice con nylon y puntos simples al resto. Finalmente se libera la isquemia y se procede a la curación con tul parafinado y un vendaje blando.

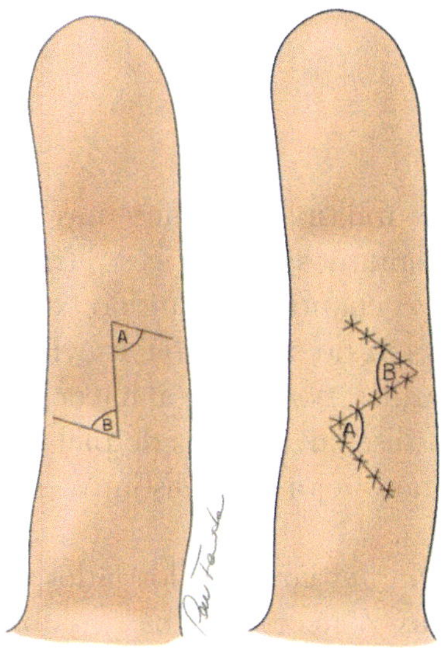

Figura 1: Representación de una Z sobre cicatriz en línea media y movilización de los colgajos en el eje transversal y longitudinal.

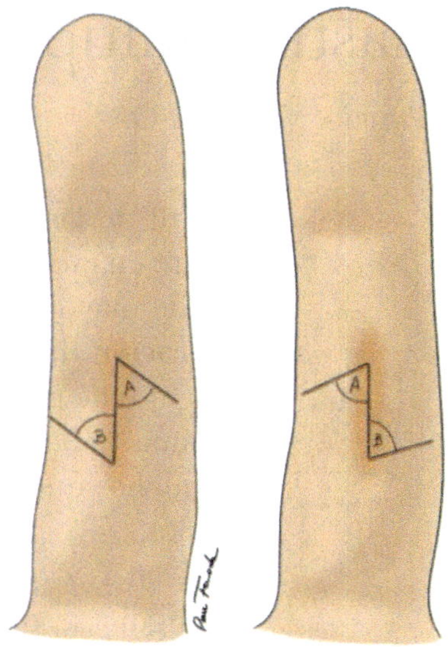

Figura 2: Representación de movilización de los colgajos (ángulos A y B) pre y posterior a la transposición.

3.2.3. Cuidados posoperatorios

Primera curación a los 5 - 7 días. Retiro de puntos a los 14 días. Continuar con masajes de cicatriz y ejercicios de movilidad a tolerancia.

Bibliografía

Obaid Almeshal, Salah Aldekhayel, Feras Alshomer. Soft Tissue Reconstruction of the Hand: Loco-regional and Distant Flaps Selection and Approach. *Springer Singapore*, January 2022.

Zito PM, Jawad BA, Hohman MH, *et al.* Z-Plasty. [Updated 2023 Jul 5]. In: StatPearls [Internet]. Treasure Island (FL): *StatPearls Publishing*; 2023 Jan.

3.3. Z plastía múltiple

Dra. Pamela Vergara G.

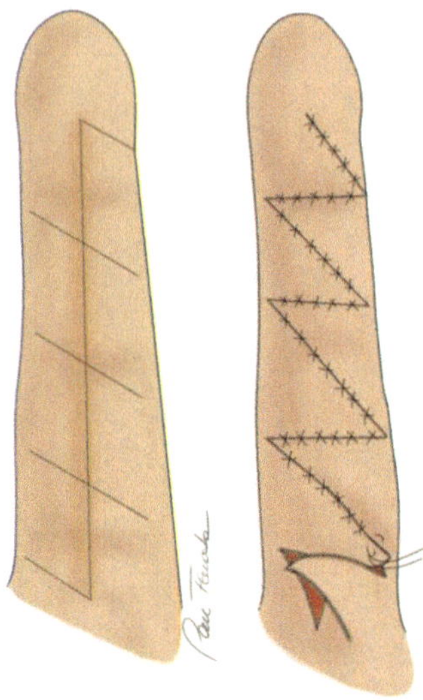

Figura 1: Cicatriz retráctil de 4 cm de longitud. Se dibujan 4 Z de 1 cm de largo cada una.

El rol de las Z plastías múltiples se hace más evidente cuando nos enfrentamos a cicatrices retráctiles de mayor longitud, o cuando de acuerdo con la ubicación de la retracción no sea posible movilizar colgajos de piel tan grandes, por lo que al hacer más de una "Z" se pueden diseñar colgajos de piel más pequeños que se adaptan mejor a los distintos escenarios.

Una vez que se define el largo de los lados del triángulo se dibujan las Z necesarias hasta cubrir completamente la longitud de la cicatriz retráctil (Figura 1).

Al movilizar los colgajos de piel en una Z plastía múltiple es necesario ajustar los colgajos centrales, pues pierden su forma triangular original al ir haciendo la movilización. Generalmente basta con hacer la resección de una de las puntas para que se ajuste al cierre.

3.3.1. Caso clínico

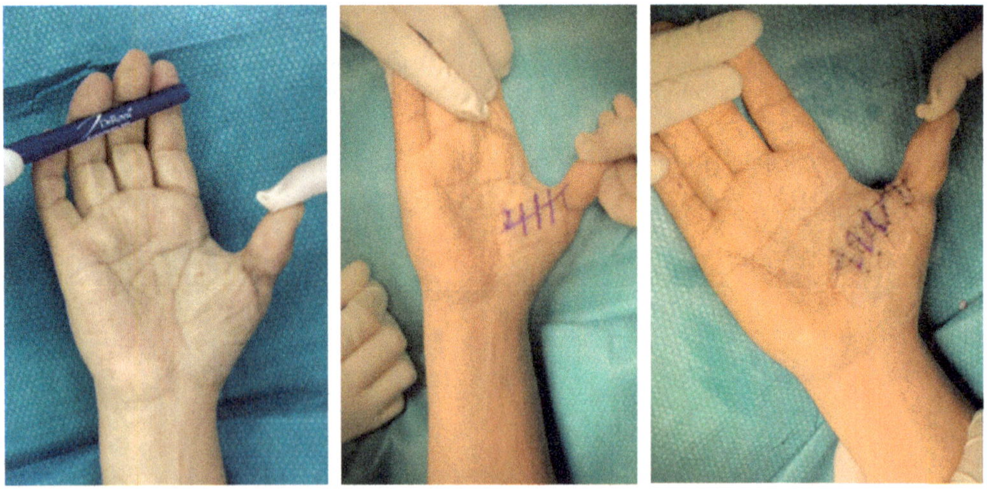

Figura 2: Caso clínico de cicatriz retráctil que impedía la abducción y extensión del pulgar, y el resultado posterior a la Z plastía múltiple con la extensión completa del pulgar.

3.4. Z plastía múltiple tipo jumping man

Dra. Pamela Vergara G.

Esta Z plastía múltiple consiste en dos Z plastías laterales y un pequeño colgajo tipo V-Y en el centro. Habitualmente se utiliza para manejo de contracturas del primer espacio (Figura 1).

3.4.1. Técnica quirúrgica

Paciente en decúbito supino. Mango de isquemia. Anestesia regional o general. Se dibuja y planifica la doble Z, incluyendo la incisión de descarga central (cabeza del jumping man) que es la que permitirá el ajuste y cierre de los colgajos laterales. En general se trata de planificar los brazos y cabeza del jumping man hacia la piel dorsal pues es más móvil. Se realiza disección de los colgajos y liberación de planos fibrosos profundos teniendo precaución de no dañar la arteria principal del pulgar que viaja desde el dorso del primer espacio, hacia volar, por el borde cubital del primer metacarpiano. Algunas veces puede ser necesario incluso liberar el aductor del pulgar, con el fin de profundizar aún más el primer espacio. Una vez que se tiene los colgajos libres se realiza hemostasia, se movilizan y suturan con ethilon 4.0 con puntos separados. En casos puntuales se puede considerar el uso de agujas de Kirschner entre el primer y segundo metacarpiano para intentar mantener la apertura lograda; en la mayoría de los casos una curación bultosa inicial y vendaje blando puede ser suficiente.

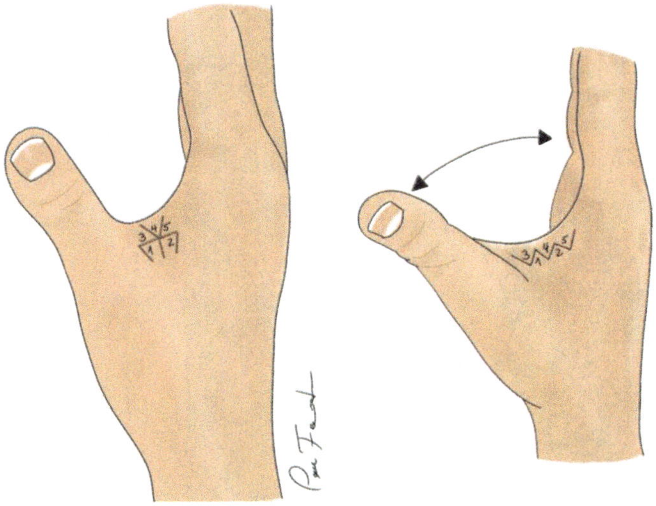

Figura 1: Representación de dibujo de colgajo y la apertura del primer espacio posterior al transponer los colgajos.

3.4.2. Cuidados posoperatorios

Primera curación a los 5 - 7 días. Retiro de puntos a los 14 días. Para las aperturas del primer espacio se puede complementar la curación con el uso de alguna férula espaciadora para uso durante las primeras semanas.

3.4.3. Caso clínico

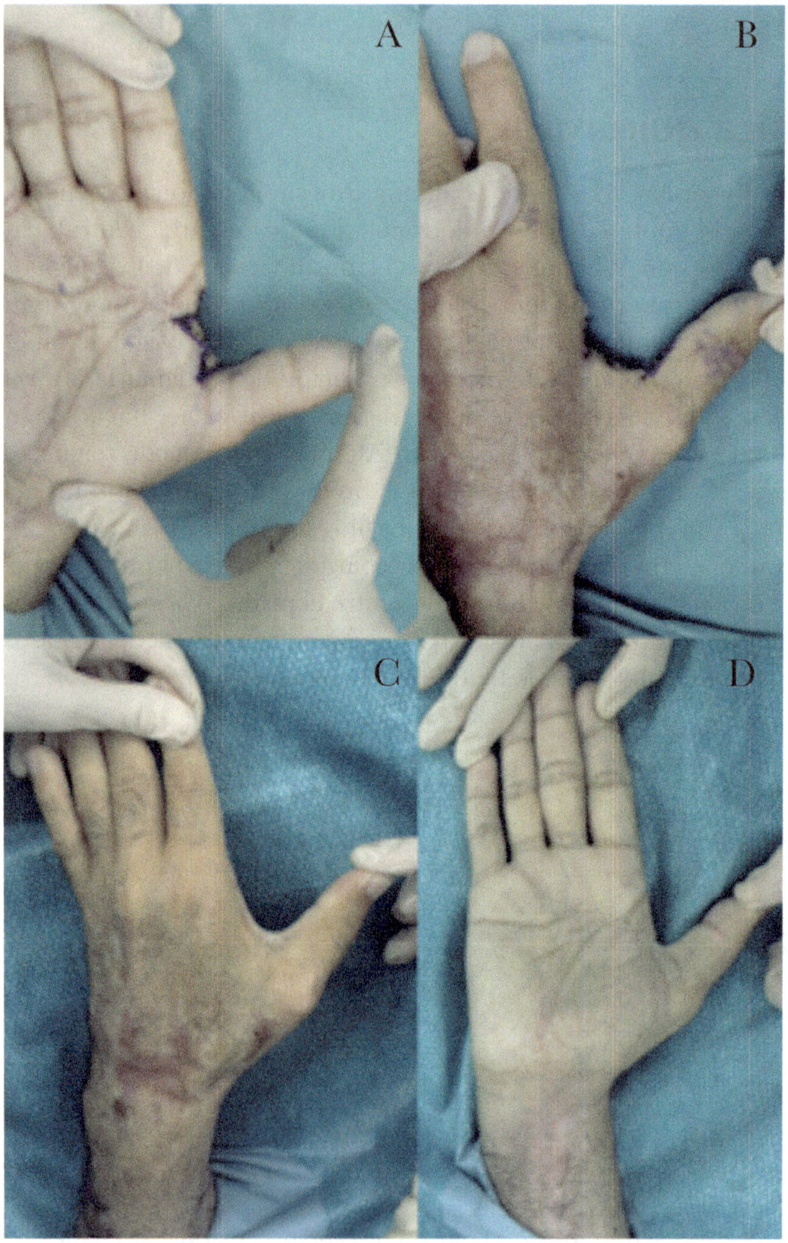

Figura 2: Se puede ver cómo mejora la apertura y profundidad del primer espacio (A-B), y el resultado final (C-D).

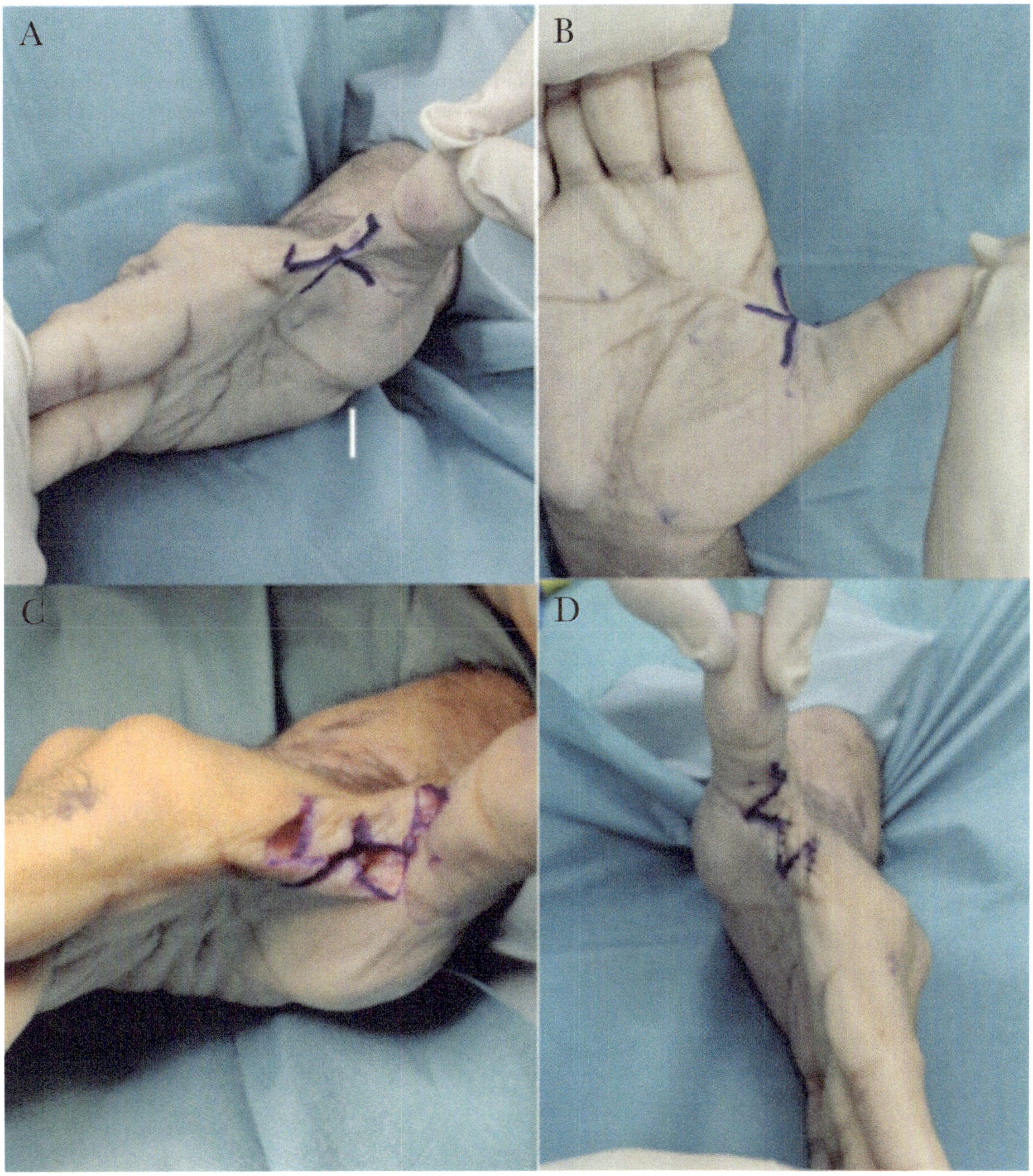

Figura 3: Caso clínico de cicatriz que limita la apertura del primer espacio: se realizó un colgajo tipo "jumping man", se dibuja el colgajo (A-B) y posteriormente se rotan para lograr elongación de la piel (C-D).

Bibliografía

ALHAZMI B., ALFAWZAN M. (2022). Z-Plasty Flap and Its Variants. In: Almeshal O., Aldekhayel S., Alshomer F. (eds). Soft Tissue Reconstruction of the Hand: Loco-regional and Distant Flaps Selection and Approach . Springer, Singapore. https://doi.org/10.1007/978-981-16-9945-0_1

HIRSHOWITZ B., KAREV A., ROUSSO M. Combined double Z-plasty and Y-V advancement for thumb web contracture. *Hand*. 1975 Oct;7(3):291-3.

MC GREGOR IA. The Z-plasty in hand surgery. *J Bone Joint Surg Br*. 1967 Aug;49(3):448-57.

CAPÍTULO 4

Cobertura dedos largos

4.1. Cobertura partes blandas de dedos largos

Dr. Esteban Urrutia H.

Las lesiones traumáticas de los dedos son extremadamente frecuentes y pueden tener distintos tipos de presentaciones y daño. Estas lesiones pueden afectar una o varias de las estructuras que componen el dedo, como huesos, tendones, vasos, nervios y piel, siendo esta última muchas veces menospreciada o considerada secundaria en la reconstrucción, pese a que son de gran importancia, pues el inadecuado manejo de estas lesiones conlleva secuelas importantes del dedo y finalmente en la función de la mano.

Lo anterior se explica por varias razones: por una parte, la cicatrización por segunda intención genera un tejido cicatricial que consecuentemente puede producir restricción de movilidad y limitación funcional del dedo y de la mano; y por otro lado, la exposición de estructuras nobles subyacentes puede ocasionar distintas complicaciones en cada una de estas estructuras, como por ejemplo las ocasionadas en la falta de cobertura ósea provocando infecciones o dolor, la exposición tendínea que conlleva adherencia y restricción de movilidad, o la falta de cobertura de estructuras neurovasculares, que pueden ocasionar dolor neuropático, alteración de sensibilidad o de irrigación. De esta manera, si nuestro objetivo es obtener una buena función de la mano, esta requiere que los dedos presenten una adecuada movilidad y que sean sensibles e indoloros, para lo cual es indispensable que tengan una adecuada cobertura cutánea.

Según la ubicación, tamaño y tipo de defecto, van a existir distintas alternativas de cobertura. Clásicamente, la elección de la técnica de cobertura se realiza de acuerdo con la denominada "escalera reconstructiva", que según el tipo de lesión se va progresando en cuanto a su complejidad, desde el cierre primario, curaciones dirigidas o cierre por segunda intención, injertos hasta diversos tipos de colgajos: locales, regionales, a distancia y libres. En este extenso abanico de alternativas radica la dificultad en el enfrentamiento y toma de decisiones, pudiendo ser en muchos casos confuso y complejo de entender, pues tampoco es que exista solo una alternativa adecuada de reconstrucción.

El objetivo de este capítulo es exponer las diferentes alternativas de manejo que nosotros habitualmente consideramos en este tipo de lesiones, haciendo hincapié en el cuándo y cómo, de modo de poder generar un enfrentamiento ordenado y amigable que permita facilitar la toma de decisiones en un futuro.

4.1.1. Anatomía vascular de los dedos y de la mano

Para poder entender y enfrentarse al uso de colgajos en los dedos es fundamental conocer la anatomía vascular de la mano, conociendo su forma de irrigación, comunicaciones arteriales y variaciones habituales; lo cual nos va a permitir entender la lógica de los colgajos como también sus limitaciones. Además es relevante conocer no solo la anatomía vascular sino, también, los elementos más relevantes de la anatomía quirúrgica del dedo, ya que existen numerosas estructuras importantísimas para su función que discurren en un pequeño espacio, y una inadecuada disección que produzca daño en estas estructuras conlleva proporcionalmente una secuela en su función.

La anatomía vascular de la mano es compleja y presenta múltiples variaciones anatómicas, pero presenta algunos elementos que son habitualmente constantes, en los cuales nos basamos para realizar los colgajos. El flujo arterial de la mano viene principalmente desde la arteria radial y cubital –aunque algunos pocos pacientes además tienen incluso irrigación a través de la arteria mediana persistente–, además de la irrigación secundaria proveniente de las arterias interóseas anterior y posterior. Habitualmente la arteria radial es más pequeña, siendo la arteria cubital la dominante de la mano, y ambas arterias se comunican a nivel de la muñeca formando los arcos palmares y dorsales. La irrigación de la mano depende de los vasos que provienen de los arcos palmares superficial y profundo, como de las arterias metacarpianas dorsales.

En el dorso existen tres arcos dorsales, a nivel radiocarpiano, mediocarpiano y, el más relevante, el arco dorsal metacarpiano; desde este arco nacen la 2da a la 5ta arteria metacarpiana dorsal, que se dirigen a distal al lado de los metacarpianos; por otro lado, la primera arteria metacarpiana dorsal nace directamente de la arteria radial –que es la que se utiliza en el colgajo en volantín descrito más adelante (1,3,12). En la región intermetacarpiana estas arterias son alimentadas por ramas perforantes que nacen del arco palmar profundo o de las arterias metacarpianas palmares y en su extremo más distal se conectan con la red palmar por medio de varias anastomosis ubicadas en la zona metacarpofalángica (11) (Figura 1). El número y frecuencia con que se presentan estas arterias dorsales varían (1,13), siendo más constantes la primera y segunda arterias metacarpianas dorsal (Figura 1). Estas arterias tienen ramas cutáneas que son escasas en los 2/3 proximales de los metacarpianos, pero en el tercio distal presentan una consistente e importante presencia de vasos que irrigan la piel aproximadamente 0,5-1,0 cm proximal a la MTC-F (7,8), a nivel del ligamento intermetacarpiano transverso (Figura 1). Estas terminaciones son las que permiten realizar colgajos cutáneos dorsales intermetacarpianos. Siguiendo su

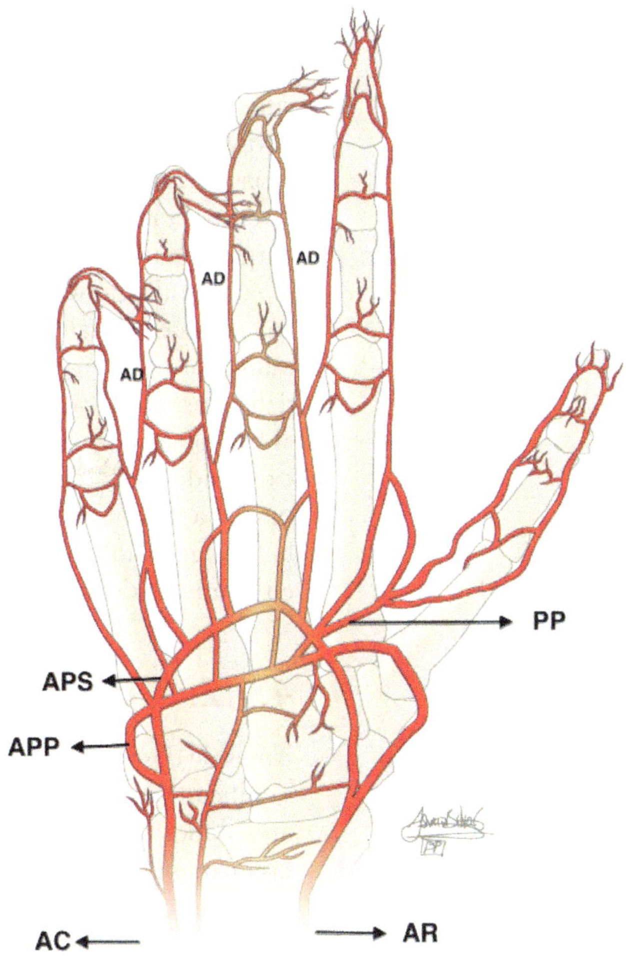

Figura 1: Ilustración de troncos importantes de la anatomía vascular de la mano, AD: arterias digitales, APS: Arco palmar superficial, APP: arco palmar profundo, PP: princeps pollis, AC: arteria cubital, AR: arteria radial.

trayecto hacia distal la arteria metacarpiana dorsal irriga la base dorsal de los dedos largos. Existe siempre la presencia de venas concomitantes en cada arteria dorsal, lo que asegura el retorno venoso en caso del uso de colgajos.

Por el lado palmar existen arcos de comunicación radial y cubital a nivel radiocarpiano, mediocarpiano y, los más importantes, el arco palmar profundo y el superficial. El arco palmar superficial está formado principalmente por la contribución de la arteria cubital, pero presenta muchas variaciones, este se ubica superficial a los tendones flexores aproximadamente 1 a 2 cm distal al ligamento transverso del carpo y da origen a tres arterias digitales comunes, que son las que después, en la zona distal de la palma, se dividen dando origen a las arterias digitales propias. El arco palmar profundo es la continuación de la rama dorsal de la arteria radial, que entra en la palma a nivel del primer espacio intermetacarpiano. Este arco se ubica a nivel de la base de los metacarpianos, profundo a los flexores y da origen a la arteria *princeps pollicis* que irriga al pulgar y a ramas intermetacarpianas que se comunican con las arterias digitales comunes (8).

Por su parte, los dedos largos presentan una anatomía vascular constante que se basa principalmente en las arterias palmares propias que discurren por cubital y radial de cada dedo, que, como comentamos, son la continuación de la división de la arteria digital común, las que reciben contribución de las arterias metacarpianas dorsales y de las arterias del arco palmar profundo. Estas arterias siguen su trayecto en conjunto con los nervios digitales formando el paquete neurovascular del dedo, el que se ubica dorsal al ligamento de Grayson y palmar al ligamento de Cleland. En su trayecto existen conexiones entre ambas arterias digitales, que se dividen en superficiales y profundas. Las primeras están ubicadas en el tejido adiposo subcutáneo, las cuales son variables y muy delicadas, mientras que las segundas se sitúan entre la vaina del tendón flexor y el hueso, las cuales son más constantes e importantes en la irrigación del dedo, existiendo tres arcadas anastomóticas, conocidas como arcadas de Edwards situadas a la altura de los cuellos de la falange proximal y media, y en la base de la falange distal; gracias a estas conexiones se permite realizar algunos colgajos en el mismo dedo.

4.1.2. Tipos de colgajos

Antes de describir las distintas alternativas de colgajos es necesario entender qué significan y qué tipos existen. Un colgajo implica el transporte de tejido desde un área dadora a otra receptora, manteniendo su conexión vascular. Existen distintas formas de clasificarlos, y una de las más utilizadas es según su irrigación. Esta puede ser aleatoria, en la que la perforante cae al azar en el colgajo, o axial, en la que proviene de una arteria específica. También es posible clasificarlos según su movilización: esta puede ser en avance, en la que el colgajo se mueve directamente al defecto, o en pivote, como ocurre con los colgajos de rotación (que rotan en torno a un punto de pivote), o en isla, en la que se mueve lateralmente para cubrir un defecto cercano pero no adyacente, quedando su pedículo sobre o bajo un puente de piel. Además, en relación con los dedos, nos referimos a colgajos homodigitales cuando se obtienen del mismo dedo y heterodigitales cuando son de otro.

4.1.3. Enfrentamiento a las lesiones de cobertura de los dedos

Debido a la limitada reserva de piel en los dedos, la realización de colgajos es frecuentemente necesaria para cubrir defectos mayores. Existen varios tipos de colgajos aplicables en este escenario, cada uno con ventajas y limitaciones en la cobertura de los dedos. Aunque no hay una clasificación estandarizada para seleccionar el tipo de colgajo, hemos identificado cuatro factores principales para la toma de decisiones:

- el dedo comprometido (diferenciando el pulgar de los dedos largos),
- la función necesitada (conservación del largo, cobertura o sensibilidad),
- la zona del dedo lesionado (pulpejo o tejidos nobles), y
- el tamaño y forma del defecto.

Bibliografía

Chao JD, Huang JM, Wiedrich TA. Local hand flaps. *J Am Soc Surg Hand*. 2001;1(1):25-44. doi:10.1053/jssh.2001.21783

Germann G, Biedermann N, Levin SL. Intrinsic Flaps in the Hand. *Clin Plast Surg*. 2011;38:729-738. doi:10.1016/j.cps.2011.07.007

Rush RM, Arrington ED, Hsu JR. Management of Complex Extremity Injuries Tourniquets, Compartment Syndrome Detection, Fasciotomy, and Amputation Care. *Surg Clin NA*. 2012;92:987-1007. doi:10.1016/j.suc.2012.06.003

Rehim SA, Chb M, Chung KC. Local Flaps of The Hand. *Hand Clin*. 2014:1-34. doi:10.1016/j.hcl.2013.12.004

Tan Res, Lahiri A. Vascular Anatomy of the Hand in Relation to Flaps. *Hand Clin* 2020:1–8. doi.: 10.1016/j.hcl.2019.08.001

Wolfe SW, Hotchkiss RN, Pederson WC, Kozin SH, Cohen MS, Revision of: Green DP. *Green's Operative Hand Surgery*.; 2016.

4.2. Colgajo Atasoy

Dr. Carlos Córdova C.

Descripción:
- Primera descripción por Tranquilli Leali (1935).
- Modificación y popularización por Erdogan Atasoy (1970).

Irrigación: La descripción original de T. Leali se basa en las conexiones anastomóticas terminales provenientes de arcadas vasculares del lecho ungueal; la modificación de Atasoy se basa en una irrigación dependiente de las ramas terminales de las arterias digitales.

Inervación: Ramas terminales de los nervios digitales.

Límite de cobertura: Cubre defectos de 0,7 cm máximo.

4.2.1. Generalidades

El principal objetivo de la cobertura de dedo es mantener una longitud adecuada y conservar la mayor función posible, en términos de sensibilidad y movilidad.

En la actualidad el tamaño del defecto es un factor primordial a la hora de elegir el tipo de colgajo. Se recomienda tener una distancia de 1,5 a 2 cm de piel de pulpejo sano para que el avance del colgajo sea óptimo y se pueda suturar sin tensión, asegurando una adecuada irrigación. Esto corresponde a las amputaciones Allen I y II (ver Figura 1).

La descripción original de Tranquilli Leali utilizaba una incisión en forma de "V" cuyo vértice se proyectaba proximal al pliegue interfalángico distal, y la irrigación se proporcionaba mediante conexiones anastomóticas entre las arterias terminales volares y dorsales. Posteriormente Atasoy realizó una modificación en la que el vértice proximal del colgajo respeta el pliegue interfalángico distal, y la incisión es solo a nivel de la piel. Luego se liberan las conexiones septales según la necesidad de avance del colgajo. En este caso la irrigación es proporcionada por las ramas terminales de las arterias digitales terminales.

4.2.2. Anatomía aplicada

El pulpejo del dedo está irrigado por ramas terminales de las arterias digitales propias (radial y ulnar), las cuales forman una arcada vascular distal a la articulación interfalángica distal, de la cual emergen varias ramas terminales. El drenaje venoso se produce a través de sistemas vasculares superficiales que se encuentran adyacentes a las ramas terminales arteriales.

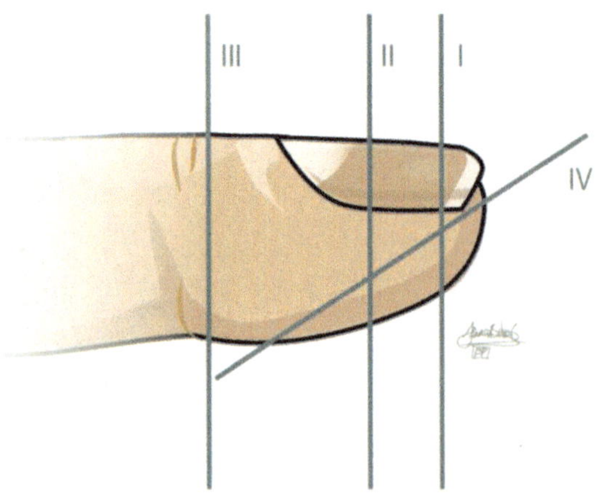

Figura 1: Zonas de amputación de Allen.

La sensibilidad del pulpejo se debe a las ramas terminales de los nervios digitales (radial y ulnar) y, junto con una alta densidad de corpúsculos de Paccini, proporciona la sensibilidad táctil a la punta del dedo.

En cuanto al nivel óseo y su longitud, es importante recordar que el lecho ungueal debe tener un sustento óseo para evitar un crecimiento anómalo de la uña, como ocurre en el caso de las deformidades en pico de loro. Si no es posible mantener la longitud, y se considera la regularización, es importante intentar preservar la inserción de los flexores y extensores.

4.2.3. Técnica quirúrgica

El procedimiento puede realizarse con un bloqueo troncular habitual, con isquemia únicamente del dedo comprometido utilizando un dedo de guante o un penrose. En primer lugar, se reseca el tejido desvitalizado de la punta del dedo. Se regulariza el nivel óseo teniendo en cuenta los puntos mencionados anteriormente. En caso de existir o haber sospecha de compromiso del lecho ungueal, es necesario retirar la lámina ungueal y reparar el lecho con Vicryl 5/0 rapid o Vicryl 6/0 según la disponibilidad.

Se diseña el colgajo en forma de "V" con base distal, teniendo la precaución de que el ancho de la base sea igual al ancho del lecho ungueal y de que el vértice proximal no sobrepase el pliegue interfalángico distal. Se crea la incisión de la piel y el tejido celular subcutáneo con un bisturí nº 15, y se libera lentamente los septos del pulpejo y el hueso, protegiendo la inserción del flexor profundo que se encuentra a aproximadamente 5 mm de la base de la falange distal (Figura 2).

Se evalúa el avance del colgajo y se puede fijar transitoriamente al hueso con una aguja nº 21 para posteriormente suturar con material no absorbible los bordes del colgajo y el lecho ungueal. No es necesario cerrar completamente la herida, se pueden dejar defectos que no superen los 5 mm de profundidad o ancho para que cicatricen por segunda intención.

Luego se libera la isquemia y se confirma la perfusión del colgajo. La curación se realiza con gasa parafinada y un vendaje que permita la movilización de las articulaciones sanas.

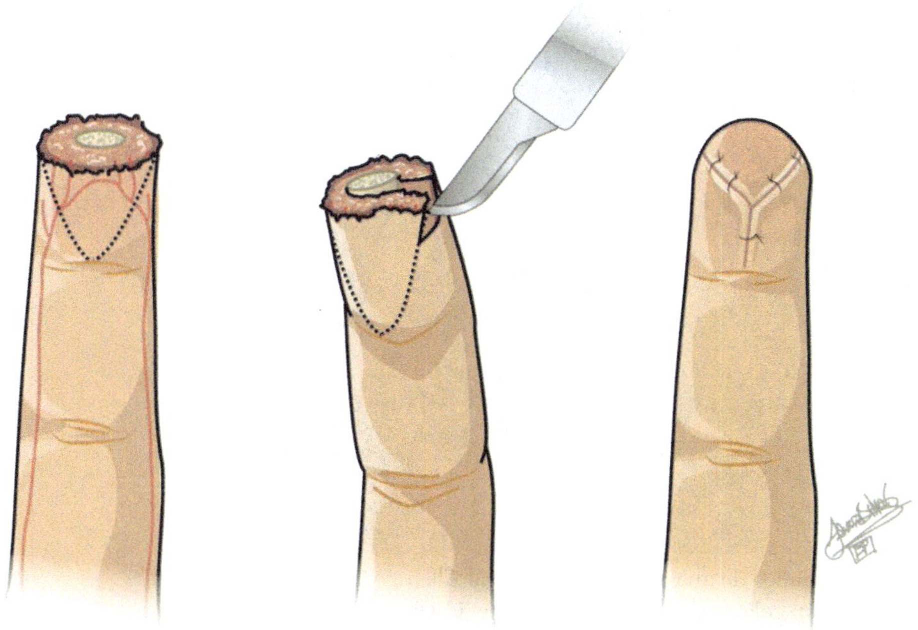

Figura 2: Ilustración de colgajo de avance Atasoy y cobertura defecto de la punta del dedo.

4.2.4. Cuidados posoperatorios

En general, una vez que se haya comprobado la adecuada perfusión en el momento del procedimiento, no se requiere un cuidado mayor. Se realiza un control a las dos semanas y se retiran los puntos de sutura. Las curaciones seriadas se mantienen hasta que las heridas estén completamente cicatrizadas.

4.2.5. Caso clínico

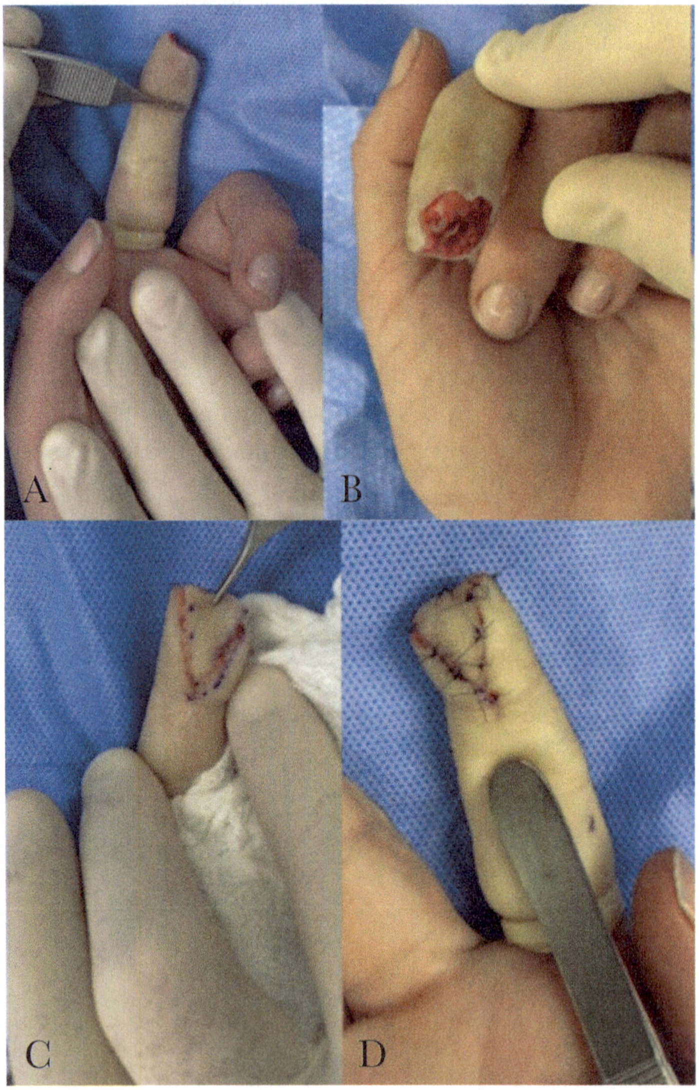

Figura 3: Caso clínico de una amputación parcial Allen 2 (A-B) y la cobertura con un colgajo de avance tipo Atasoy (C-D).

4.2.6. Resultados

Según nuestra experiencia con 21 pacientes y un seguimiento de 3 años, se logró una sensibilidad adecuada en la punta del dedo, alcanzando una discriminación de 2 puntos de 8 mm. El 28% de los pacientes presentó algún grado de dolor mecánico al aplicar una presión de 7 libras. Además, el 19% de los pacientes tuvo complicaciones asociadas al procedimiento, entre las que se destaca la deformidad en pico de loro e intolerancia al frío. A pesar de esto, el 100% de los pacientes se mostró satisfecho con el procedimiento.

Bibliografía

Atasoy E, Ioakimidis E, Kasadan M, Kutz JE, Kleinert HE. Reconstruction of the amputated fingertip with triangular volar flap. *J Bone Jt Surg* 52A (1970) 921 - 926.

Germann G, Rudolf KD, Levin SL, Hrabowski M. Fingertip and Thumb Tip Wounds: Changing Algorithms for Sensation, Aesthetics, and Function. *J Hand Surg Am.* 2017 Apr;42(4):274-284. doi: 10.1016/j.jhsa.2017.01.022. pmid: 28372640

Gharb BB, Rampazzo A, Armijo BS, Eshraghi Y, Totonchi AS, Teo TC, Salgado CJ. Tranquilli-Leali or Atasoy flap: an anatomical cadaveric study. *J Plast Reconstr Aesthet Surg.* 2010 Apr;63(4):681-5. doi: 10.1016/j.bjps.2008.12.028. Epub 2009 Mar 14. pmid: 19285932.

Hierner R. *et al. Flaps in Hand and Upper Limb Reconstruction Surgical Anatomy, Operative Techniques and Differential Therapy.* First Edition, Elsevier 2013.

Lim JX, Chung KC. VY Advancement. Thenar Flap, and Cross-finger Flaps. Hand Clin. 2020 Feb;36(1):19-32. doi: 10.1016/j.hcl.2019.08.003. pmid: 31757344.

VY Advancement, Thenar Flap, and Cross-finger Flaps, Jin Xi Lim MBBS y Kevin C. Chung MD, MS, *Hand Clinics*, 2020-02-01

4.3. Colgajo Kutler

Dr. Carlos Córdova C.

Descripción: Descripción por William Kutler en 1947.

Irrigación: Se basa en las conexiones anastomóticas terminales dependientes de las arterias digitales.

Inervación: Ramas terminales de los nervios digitales.

Límite de cobertura: Cubre defectos entre 0,5 a 0,75 cm.

4.3.1. Generalidades

Las lesiones transversales u oblicuas en la punta del dedo pueden tratarse con un colgajo de avance lateral único, inicialmente descrito por Geissendörfer en 1943 y posteriormente por Kutler en 1947, quien también describió el avance bilateral. Al igual que el colgajo de Atasoy, la base del colgajo es distal y el vértice proximal tiene una bisagra de tejido subcutáneo.

Este colgajo permite preservar las contribuciones neurovasculares de la región volar del pulpejo, pero con la limitación de cubrir defectos pequeños. En la actualidad se utilizan con mayor frecuencia las modificaciones de estos colgajos, ya que permiten una mayor cobertura con una disección del paquete neurovascular, como el colgajo de Venkataswami y Subramanian y el colgajo de Segmuller. Por lo tanto, este colgajo, al igual que el colgajo de Atasoy, es ideal para lesiones transversales en la punta del dedo que no comprometen más de la mitad de la placa ungueal.

4.3.2. Anatomía aplicada

El pulpejo del dedo recibe irrigación de ramas terminales de las arterias digitales propias, las cuales se forman en arcadas vasculares distales a la articulación interfalángica distal (IFD) y emiten varias ramas terminales. La sensibilidad del pulpejo es proporcionada por las ramas terminales de los nervios digitales y, en conjunto con una alta densidad de corpúsculos de Paccini, proporcionan la sensibilidad táctil de la punta del dedo.

El drenaje venoso se produce a través de sistemas vasculares superficiales que se encuentran adyacentes a las ramas arteriales terminales.

Es importante recordar que el lecho ungueal debe tener un soporte óseo adecuado para evitar un crecimiento anómalo de la uña y, si es necesario realizar una regularización, es importante proteger la inserción de los flexores y extensores en el dorso.

4.3.3. Técnica quirúrgica

El procedimiento puede ser realizado con bloqueo troncular habitual y, en algunos casos, con isquemia únicamente del dedo afectado mediante el uso de un torniquete con penrose®. Se reseca el tejido desvitalizado de la punta del dedo y se regulariza el penacho ungueal, si es necesario, preservando un buen soporte óseo para el lecho ungueal y reparando las lesiones de lecho con Vicryl 5/0 rapid o 6/0, según la disponibilidad.

Para el diseño del colgajo se utiliza una forma en "V" bilateral con una base distal, asegurándose de que el ancho de las bases tenga el mismo ancho que el lecho ungueal y el vértice proximal no sobrepase el pliegue interfalángico volar distal. Se incide la piel y el tejido celular subcutáneo con un bisturí n° 15, y se libera lentamente los septos del pulpejo y el hueso, protegiendo la inserción del flexor profundo, que se encuentra aproximadamente a 5 mm de la base de la falange distal. Se repite el procedimiento en el lado contralateral y se prueba el avance bilateral suave para no levantar excesivamente los colgajos de su lecho.

Una vez confirmado que los colgajos cubren el defecto, se suturan los bordes del colgajo entre sí y al lecho ungueal con material no absorbible. No es necesario cerrar completamente la herida en el vértice proximal; se puede dejar defectos que no superen los 5 mm de profundidad o ancho para que cicatricen por segunda intención (Figura 1).

Después de liberar la isquemia se confirma la perfusión del colgajo, y la curación se realiza con gasa parafinada y un vendaje que permita la movilización de las articulaciones sanas. En caso de que los colgajos no estén bien perfundidos, se debe liberar los puntos de sutura.

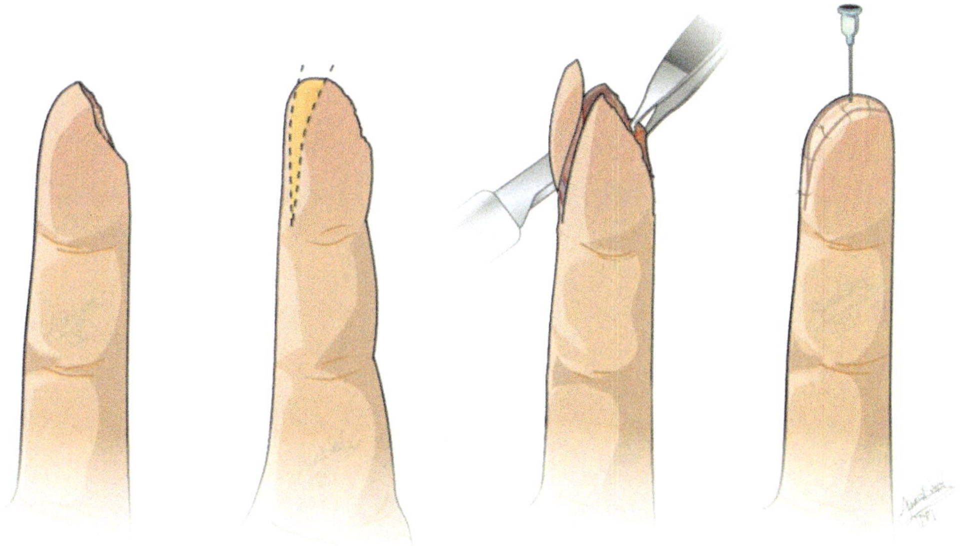

Figura 1: Ilustración de un defecto de cobertura de la mitad de un dedo en el que se realiza con avance lateral de Kutler.

4.3.4. Cuidados posoperatorios

No se requiere cuidado adicional, ya que se comprueba la perfusión adecuada en el momento del procedimiento. En general, se realiza un control en dos semanas para retirar los puntos de sutura y se mantienen curaciones regulares hasta que las heridas estén cicatrizadas.

Bibliografía

Geissendorf H. Beitrag zur Fingerkuppenplastik. *Zentralbl Chir.* 1943;70:1107e1108.

Germann G, Rudolf KD, Levin SL, Hrabowski M. Fingertip and Thumb Tip Wounds: Changing Algorithms for Sensation, Aesthetics, and Function. *J Hand Surg Am.* 2017 Apr;42(4):274-284. doi: 10.1016/j.jhsa.2017.01.022. pmid: 28372640.

Kutler W. A new method for finger tip amputation. *JAMA.* 1947;133(1):29–30. doi:10.1001/jama.1947.62880010007007

4.4. Colgajo homodigital directo (Segmüller)

Dr. Alejandro Bifani C.

4.4.1. Generalidades

El tener un pulpejo de largo suficiente, sensible y no doloroso es fundamental para el adecuado funcionamiento de los dedos.

El colgajo de avance homodigital descrito por Segmüller permite lograr cobertura del pulpejo en casos de amputaciones o pérdida de pulpejo en Allen III y IV, situación que no es posible con el colgajo de avance en V-Y ni Kutler.

Este colgajo realiza modificaciones al colgajo homodigital directo en donde la zona dadora debe ser cubierta con un Injerto dérmico epidérmico. Segmüller propone un diseño del colgajo en forma de V, con vértice proximal, que avanza con el pedículo neurovascular correspondiente y permite un cierre en V-Y, logrando un mayor avance (hasta 2 cm), de mejor calidad, espesor y sensibilidad que lo que se obtiene con un colgajo V-Y (Figura 1). La descripción original consideraba la extensión del triángulo de base distal solo hasta el pliegue de la IFD. Lanzetta (1995) lo modifica y lo extiende hasta el pliegue de la IFP, colgajo conocido como Segmüller extendido.

Descripción:
- Diseñado por G. Segmüller en 1976 como una modificación del colgajo de Kutler (V-Y) con pedículo neurovascular.
- Modificación por Lanzetta (1995).

Irrigación: Arterias digitales y sus conexiones de arcos anastomóticos descritos por Edwards en 1960, a nivel del cuello de la falange proximal y media.

Inervación: Nervios digitales con sus ramos terminales.

Límites de cobertura: Defectos de hasta 2 cm.

4.4.2. Técnica quirúrgica

Se evalúa el defecto en partes blandas y óseo del pulpejo. Se define de acuerdo con el tamaño cuál es el colgajo a utilizar. Por lo general no se requiere de instrumental de microcirugía. Recomendamos la utilización de magnificación óptica con lupas.

Anestesia troncular a nivel del cuello de los metacarpianos o bloqueo de nervio mediano y/o cubital proximal. Se puede utilizar isquemia de solo el dedo comprometido con "torniquete" tipo penrose, que siempre dejamos marcado con una mosquito para asegurarnos su posterior retiro, o bien con mango de isquemia a toda la extremidad. Aseo quirúrgico con desbridamiento completo de tejido contundido/ necrótico y fragmentos óseos de la corona de la falange distal.

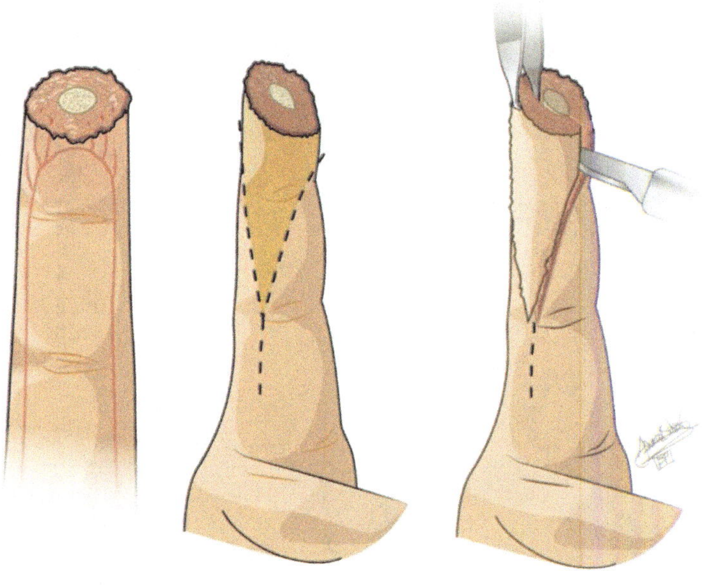

Figura 1: Representación de defecto y límites de cobertura del colgajo.

Nuevamente medimos el defecto a cubrir y diseñamos el colgajo en la cara radial o cubital de la falange media, eligiendo el borde que presente mejores partes blandas.

Se diseña el colgajo en V, pudiendo llegar con la punta de la V proximal al pliegue flexor de la IFP; por medial el colgajo no debe sobrepasar la línea media del dedo. Se levanta el colgajo de distal a proximal, seccionando los septum que unen la dermis al periósteo. Visualizamos y protegemos el paquete neurovascular y las venas concomitantes de la arteria, para lo cual mantenemos y no tocamos la grasa perivascular. Se avanza en el plano inmediatamente profundo al paquete neurovascular, que está íntimamente ligado al colgajo; este plano corresponde al plano supratendíneo, por lo que en este punto la vaina y sistema de poleas nos van guiando en la disección y levantamiento del colgajo hacia proximal. A nivel del cuello de la falange media identificar el segundo arco anastomótico de Edwards y realizar hemostasia; recomendamos uso de bipolar entre 10 a 15 puntos.

En la zona proximal del colgajo, punta de la V, se realiza una incisión quebrada a proximal para identificar el paquete neurovascular, el que se diseca cuidadosamente y se realiza hemostasia de ramos locales, permitiendo así que el paquete avance junto al colgajo.

Se avanza el colgajo realizando sutura a distal al lecho ungueal con puntos de Vicryl rapid 5-0 y al pulpejo con Ethilon 5-0, puntos de afrontamiento, y si es necesario por medial se colocan pocos puntos de manera de no presionar el paquete neurovascular.

Se libera la isquemia, se comprueba la vitalidad del colgajo, se utiliza suero tibio para evitar el vasoespasmo. Si en 5 minutos no se logra la perfusión del colgajo se recomienda el retiro de puntos, "recolocar" el colgajo a proximal, suero tibio y lidocaína local y observar reperfusión (Figura 2).

Curación con gasa parafinada y gasas colocadas en forma de corbatín, nunca vendaje circular, elastomull® suelto y no vendajes tipo coban® ni nada compresivo.

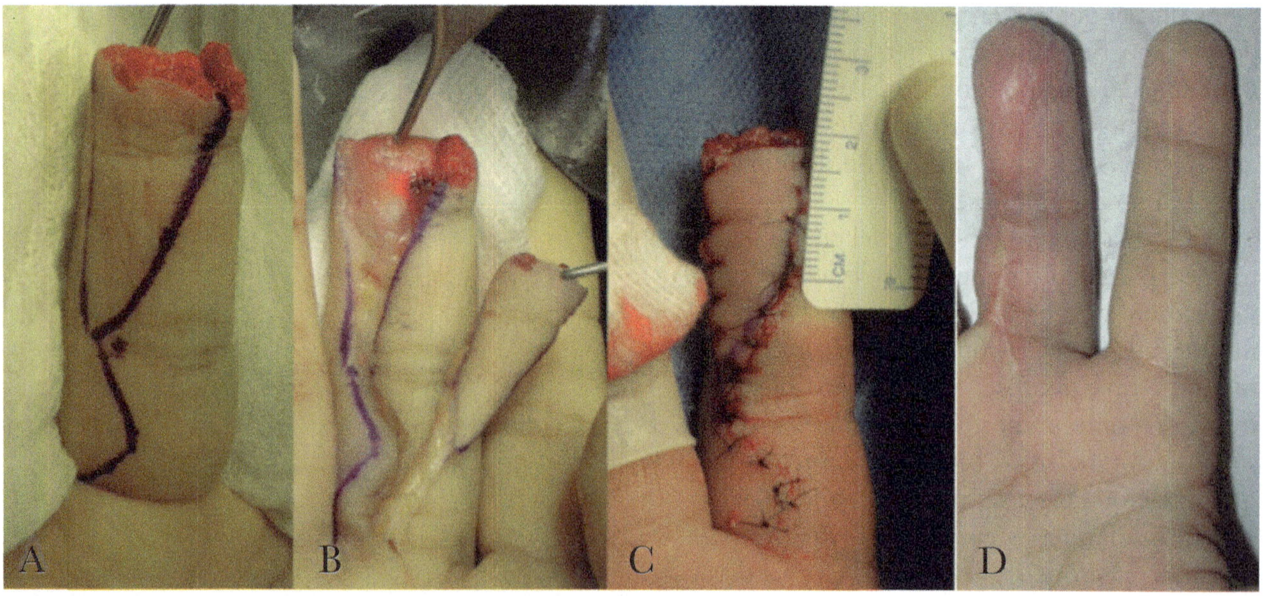

Figura 2: Representación del defecto y el dibujo del colgajo (A), diseccion del paquete neurovascular (B), y avance del colgajo con su resultado final (C-D).

4.4.3. Cuidados posoperatorios

Se recomienda control entre las 48 y 72 horas para cambio de curación, ya que muchas veces el sangrado inicial que empapa los vendajes al secarse pudiese generar un leve efecto torniquete comprometiendo la perfusión del colgajo. Al tercer día se inician ejercicios de flexoextensión controlada del dedo. Curación una vez por semana hasta el retiro de puntos a la tercera semana.

Manejo de la cicatriz con masoterapia, y si hay retracción del dedo en flexión iniciar terapia física.

4.4.4. Resultados

Con más de 80 casos operados, se logra un avance promedio de 1,6 cm, cobertura completa de defecto del pulpejo, sin fallo vascular, solo un caso de congestión venosa. Ninguno requirió de amputación proximal secundaria y solo cuatro pacientes (5%) presentaron leve retracción en flexión.

4.4.5. Ventajas del colgajo

- No requiere habilidades microquirúrgicas.
- Rápida curva de aprendizaje, fácil de realizar.
- Reconstrucción en una etapa, no requiere de injerto dermoepidérmico.
- Conserva sensibilidad completa.
- Excelentes resultados funcionales y estéticos.

Variante: Colgajo triangular oblicuo de Venkataswami

En 1980 Venkataswami y Subramanian describen un colgajo homodigital en isla triangular para amputaciones oblicuas del pulpejo. En su descripción original, la isla cutánea es un triángulo de base distal, cuyo ancho es igual al ancho del defecto del pulpejo. La isla del colgajo tendrá un lado recto, longitudinal, que se centra dorsal al eje del pedículo, y un lado oblicuo que se extiende hasta el lado contralateral del defecto. Al hacer esto, y sobrepasar el margen volar del paquete neurovascular, determina que la zona más distal y volar del colgajo pueda no estar adecuadamente sensibilizada. La principal diferencia es que el colgajo de Segmüller se puede hacer sobre cada eje neurovascular y ambos colgajos mantendrían su inervación y podrían converger en el centro.

Bibliografía

Atasoy E, Ioakimidis E, Kasadan M, Kutz JE, Kleinert HE. Reconstruction of the amputated fingertip with triangular volar flap. *J Bone Jt Surg* 52A (1970) 921-926.

Hierner R. et al. *Flaps in Hand and Upper Limb Reconstruction Surgical Anatomy, Operative Techniques and Differential Therapy.* First Edition, Elsevier 2013.

Kutler W. A new method for finger tip amputation; *J Am Med Assoc* 1947 Jan 4; 133(1): 29.

Lanzetta M, Mastropasqua B, Chollet A, Brisebois N: Versatility of the homodigital triangular neurovascular island flap in fingertip reconstruction. *J Hand Surg* [Br] 1995; 20: 824± 829.

Shu Guo Xing 1, Tian Mao. The use of local anaesthesia with epinephrine in the harvest and transfer of an extended Segmuller flap in the fingers. *J Hand Surg Eur* Vol 2018 Sep; 43(7): 783-784.

Smith KL, Elliot D. The extended Segmüller flap. *Plast Reconstr Surg.* 2000 Apr; 105(4): 1334-46.

Smith KL, Elliot D. *Plast Reconstr Surg.* 2000; 105: 1334.

Venkataswami R.; Subramanian Nirmala. Oblique Triangular Flap: A New Method of Repair for Oblique Amputations of the Fingertip and Thumb. *Plastic and Reconstructive Surgery.* 66(2): 296-300, August 1980.

Von Segmüller G. Modifikation des Kutler-Lappens. *Handchirurgie* 1976; 8: 75.

4.5. Colgajo adipofascial reverso (desepidermizado dorsal)

Dr. Alfonso Pérez I.

4.5.1. Generalidades

Descrito inicialmente por Lai (1) en 1991 como un colgajo de irrigación aleatoria. Posteriormente se definió mejor su patrón de irrigación (2, 3), extendiendo la longitud del colgajo y por tanto sus indicaciones.

Los colgajos adipofasciales dorsales permiten cubrir defectos en el dorso de los dedos, donde los huesos y tendones extensores están especialmente vulnerables. El colgajo se irriga por las arterias perforantes dorsales que se originan en las arterias digitales propias. Sin embargo se considera que su patrón es aleatorio, lo que limita su longitud.

Una vez que se posiciona el colgajo, se cubre con un injerto de piel parcial. Inicialmente el colgajo tiende a ser voluminoso, pero con el tiempo se atrofia y adquiere un aspecto cosmético muy bueno.

Descripción: Descrito por Lai en 1991 como colgajo adipofascial del dorso del dedo.

Irrigación: Basada en ramas dorsales que emergen de la arteria digital propia a nivel de la falange proximal (FP) y media (FM).

Inervación: -

Límite de cobertura: En dedos largos permite la cobertura del dorso de la FM y FP, en casos seleccionados, hasta la articulación interfalángica distal; en el pulgar, falange proximal (FP) y FD.

4.5.2. Anatomía aplicada

Existe un patrón regular de cinco arterias comunicantes entre las arterias digitales propias y la red vascular del dorso de la falange proximal y media. Estas comunicantes tienen un diámetro de entre 0,1 y 0,3 mm (ver Figura). Si se toma como referencia la línea articular de la IFP, su emergencia es predecible y segura.

Este colgajo basa su perfusión y punto de rotación en la tercera rama (última rama a nivel de la falange proximal, aproximadamente 5 mm proximal al margen articular de la IFP) o en la cuarta rama (primera rama de la falange media, aproximadamente 5 - 9 mm distal a la IFP (2 - 5)). Estas referencias son vitales, ya que si se sospecha daño en estas comunicantes, el colgajo está contraindicado.

Si bien las comunicantes son predecibles en la piel dorsal, la irrigación es aleatoria, por lo que el colgajo no debería superar una relación ancho-largo de 1:2 (Figura 1).

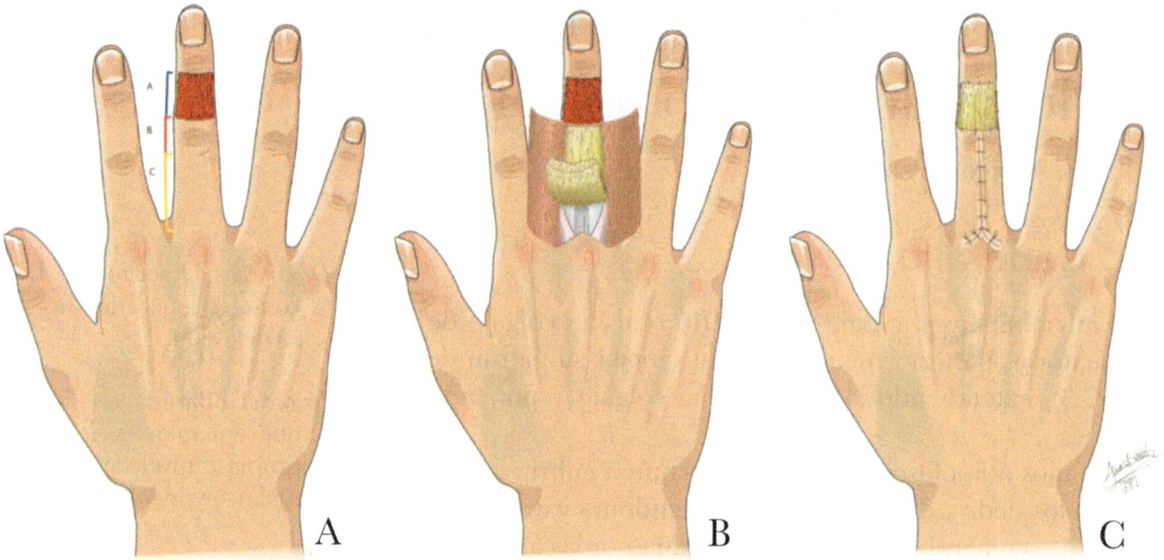

Figura 1: Ilustración del defecto de cobertura sobre el dorso de F2 (A), la toma del colgajo adipofascial y la rotación (B) con base distal para la cobertura del defecto (C); posteriormente esta zona receptora se injerta con piel parcial.

4.5.3. Técnica quirúrgica

En general, se recomienda un bloqueo anestésico regional para evitar la isquemia digital que puede comprometer la parte proximal de la disección. Para evaluar mejor la red venosa dorsal se utiliza la isquemia en el antebrazo y el vaciamiento por elevación.

Para definir el tamaño del colgajo y su punto de rotación se debe planificar la longitud del colgajo tomando en cuenta el tamaño del defecto (a), el punto de pivote donde el colgajo no se secciona lateralmente (b) –donde emergen las comunicantes, 10 mm proximal o 5 mm distal de la IFP–, y agregar 5 - 10 mm extra de longitud para compensar lo que se pierde al momento de rotar el colgajo en 180° y evitar un cierre con tensión. Desde la emergencia proximal se marca el punto *c*, o límite proximal del colgajo (a+b+10 mm). Dicho esto, el largo del colgajo no debería superar la relación ancho-largo de 1:2.

Una vez planificado lo anterior se realiza una incisión en H sobre la zona dadora hasta el plano dérmico, para luego separar cuidadosamente la dermis del componente adiposo. Debe tenerse especial cuidado a nivel de la IFP, donde emergen las comunicantes, y nunca seccionar lateralmente este territorio (Figura 1).

Se recomienda realizar una hemostasia cuidadosa con bipolar, y si a proximal las venas dorsales son de calibre considerable, es preferible ligarlas con Vycril® 3-0. Una vez tallados los márgenes laterales y proximales del subcutáneo, se levanta el colgajo con cuidado de no dañar el epitenón y sin adelgazar el tejido adiposo. La disección se detiene en el punto b, para luego rotarse. El colgajo se fija a distal con Vicryl® 3-0 o 4-0 y se cubre con injerto de piel parcial fino (idealmente 0,2 mm) fijado con nylon 5-0.

Se realiza una hemostasia en la zona dadora con bipolar. No utilizamos drenaje de rutina para este colgajo. La piel se sutura con nylon 4-0 y la piel injertada se cubre con gasa parafinada. La curación se realiza con gasas laxas y vendaje acolchado, manteniendo inmovilizado con una valva por 2 semanas.

4.5.4. Caso clínico

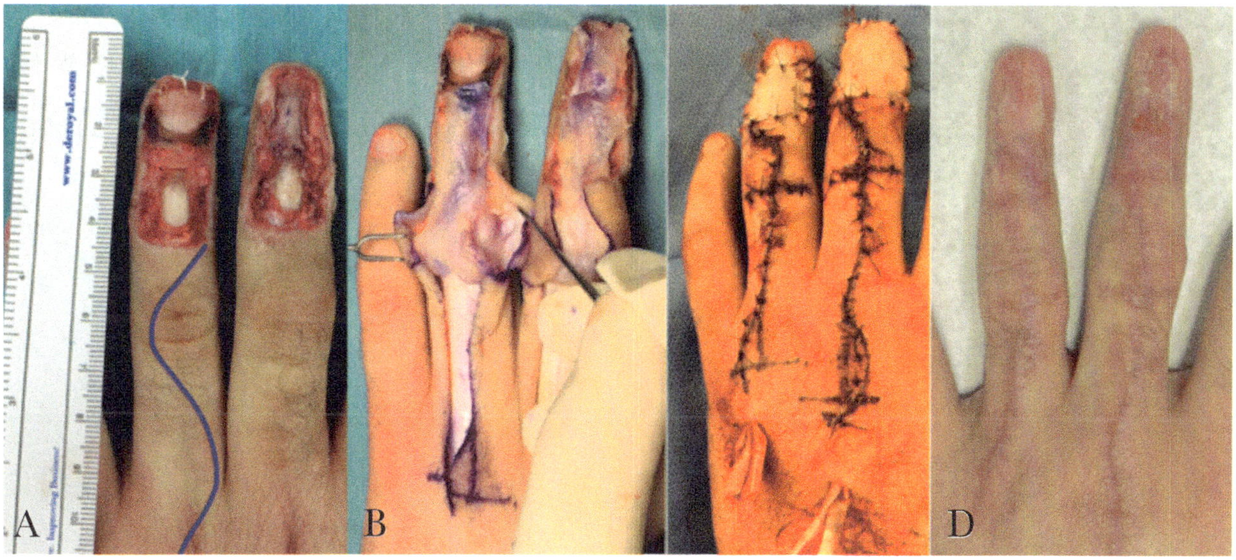

Figura 2: Caso clínico de un defecto de cobertura por quemadura en el dorso de F2 y F3 de dos dedos (A), disección y separación de la dermis de plano adiposo respetando los límites de las perforantes previamente marcadas (B), posteriormente se rotan y se injerta con piel parcial y se cierra el abordaje obteniendo un buen resultado funcional y estético (C-D).

4.5.5. Cuidados posoperatorios

La primera curación debería realizarse a los 3-5 días para evaluar la incorporación del injerto. Si se observa epidermólisis, que es más frecuente cuando el injerto de piel parcial es más grueso, se debe realizar curaciones cada 1-2 días con gasa parafinada y permitir el cierre por segunda intención. Los puntos se deben retirar a los 7-14 días y se puede comenzar a movilizar las articulaciones adyacentes después de la primera semana.

Para prevenir adherencias entre la zona dadora y el tendón extensor se recomienda hacer masajes en la cicatriz una vez que hayan caído las costras. Si el colgajo es abultado, se puede moldear con vendaje tipo Coban 3M® o guantes de silicona.

Bibliografía

Braga-Silva J, Kuyven CR, Fallopa F, Albertoni W. An Anatomical Study of the Dorsal Cutaneous Branches of the Digital Arteries. *Journal of Hand Surgery.* 2002 Dec; 27(6): 577-9.

Braga-Silva J. Anatomic Basis of Dorsal Finger. *Skin Cover.* 2005; 9(3): 134-41.

Braga-Silva J, Kuyven CR, Albertoni W, Faloppa F. The adipofascial turn-over flap for coverage of the dorsum of the finger: A modified surgical technique. *The Journal of Hand Surgery.* 2004 Nov; 29(6): 1038-43.

Lai C, Lin S, Yang C, Chou C. *The adipofascial turn-over flap for complicated dorsal skin defects of the hand and finger*. 1991; (MI): 165-9.

Strauch B, Moura WD. Arterial system of the fingers. *J Hand Surg Am*. 1989; 15(1): 148-54.

4.6. Colgajo heterodigital cross-finger

Dr. Esteban Urrutia H.

4.6.1. Generalidades

Descripción: Cronin 1951.
Colgajo heterodigital para cobertura volar del dedo adyacente.

Irrigación: Aleatoria desde vasos dorsales subdérmicos originados de la arteria digital palmar propia que se encuentra adyacente a la base del colgajo.

Inervación: No es inervado.

Límite de cobertura: Hasta los pliegues interfalángicos, tamaño máximo aproximado 2 x 2,5 cm.

Este colgajo se utiliza para defectos de cobertura de la zona volar de los dedos largos a nivel de la falange proximal, media o distal, en que hay expuestas estructuras nobles, e idealmente el defecto no sobrepase el pliegue articular. El nombre de este colgajo –dedo cruzado– es debido a que se obtiene por transposición de tejido desde el dorso dedo adyacente al que tiene la lesión para cubrir el defecto en la zona volar del dedo lesionado.

Estaría contraindicado en: daño o compromiso vascular de los dedos adyacentes, enfermedades que limiten la movilidad de las articulaciones como enfermedad de Dupuytren, artritis reumatoide u otras, pacientes con una regular irrigación o daño de la microvasculatura, como podría ser el caso de un fenómeno de Raynaud o una diabetes mellitus descompensada.

4.6.2. Anatomía aplicada

La irrigación del colgajo se basa en el plexo vascular subdérmico ubicado en el dorso de los dedos, profundos a la dermis y superficiales al epitenon. Estos vasos se originan de ramas de las arterias digitales propias, radial y ulnar.

4.6.3. Técnica quirúrgica

Paciente en decúbito supino. Anestesia general o regional. Mango de isquemia en la extremidad superior.

Evaluación del defecto de cobertura en cara volar del dedo afectado. Este debe estar limpio, con sus bordes bien delimitados. Se mide el defecto.

Selección de dedo dador: generalmente se escoge el dedo radial al dedo lesionado. El dedo medio se puede utilizar para cubrir defectos del dedo índice o anular. En la toma de decisiones se consideran también la movilidad y la ausencia de lesiones asociadas que pongan en riesgo el procedimiento.

El colgajo se diseña de forma rectangular en la región dorsal del dedo donante, ligeramente más grande que el defecto (¼ más grande) y teniendo la precaución de no sobrepasar los pliegues de las articulaciones interfalángicas, siendo la base del colgajo la línea mediolateral cercana al dedo receptor, en donde se realizará el pivote del colgajo. Se levanta el colgajo dermoepidérmico, de espesor completo, desde la parte más alejada, teniendo la precaución de no adelgazarlo por completo y conservar el paratenon del tendón extensor, para que no se adhiera el injerto a usar posteriormente. Al llegar a la base del colgajo, este se levanta dándole vuelta como si fuera una hoja de un libro (rota en 180°) y de esta manera el tejido celular subcutáneo queda mirando hacia dorsal y permite cubrir el defecto volar del dedo lesionado (Figura 1). Antes de fijar el colgajo se puede soltar isquemia y hacer hemostasia, pues habitualmente es necesario coagular las venas dorsales del colgajo. El colgajo se fija con puntos separados de piel con sutura no absorbible, como ethilon 4-0 o 5-0, y el sitio dador dorsal se cubre con un injerto de piel total. Se fijan ambos dedos entre sí, para evitar que casualmente se lesione el pedículo del colgajo. Esto se realiza habitualmente con sutura entre ambos dedos, pero está descrito que puede hacerse también colocando una aguja de Kirschner entre ambos. Posteriormente se realiza la curación, al injerto se coloca una gasa emparafinada y se realiza la curación habitual de un injerto, intentando comprimirlo levemente. Al dedo receptor se le realiza un vendaje blando que no comprima. Habitualmente se deja una valva de yeso para evitar una movilidad excesiva de los dedos.

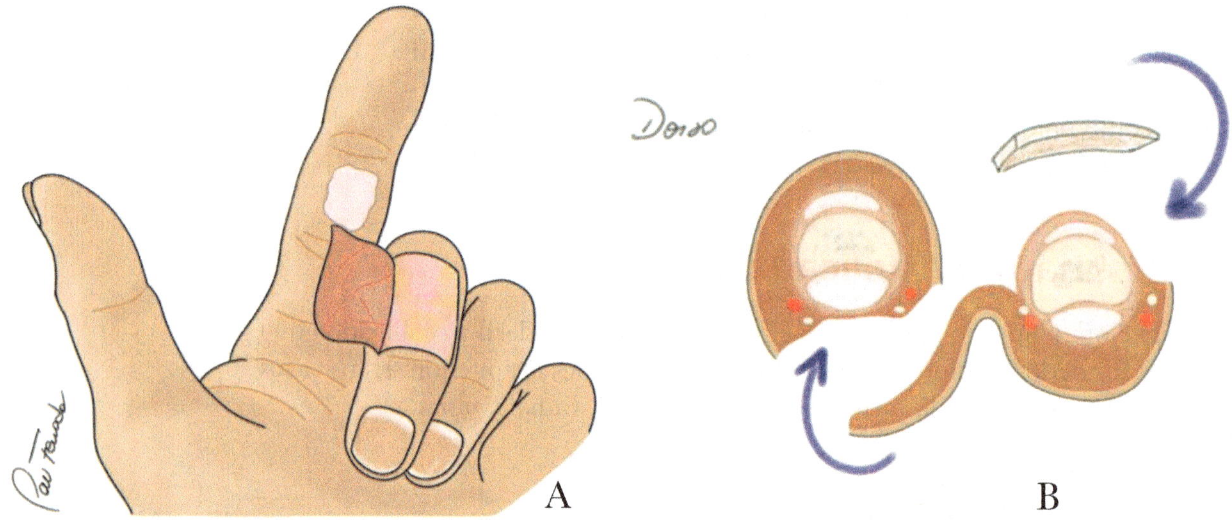

Figura 1: Ilustración del defecto de cobertura en región volar de F2: la cobertura con colgajo Cross Finger (A), y una representación de la rotación del colgajo y el injerto de piel sobre la zona donante (B).

4.6.4. Cuidados posoperatorios

Los dedos se mantienen unidos en espera de que se produzca una nueva vascularización desde el dedo lesionado al colgajo, lo que ocurre durante las 2 a 3 semanas siguientes, momento en el cual es necesario una nueva cirugía para liberar el colgajo de su pedículo, separando el puente de piel y fijando el resto del colgajo en el dedo receptor.

4.6.5. Caso clínico

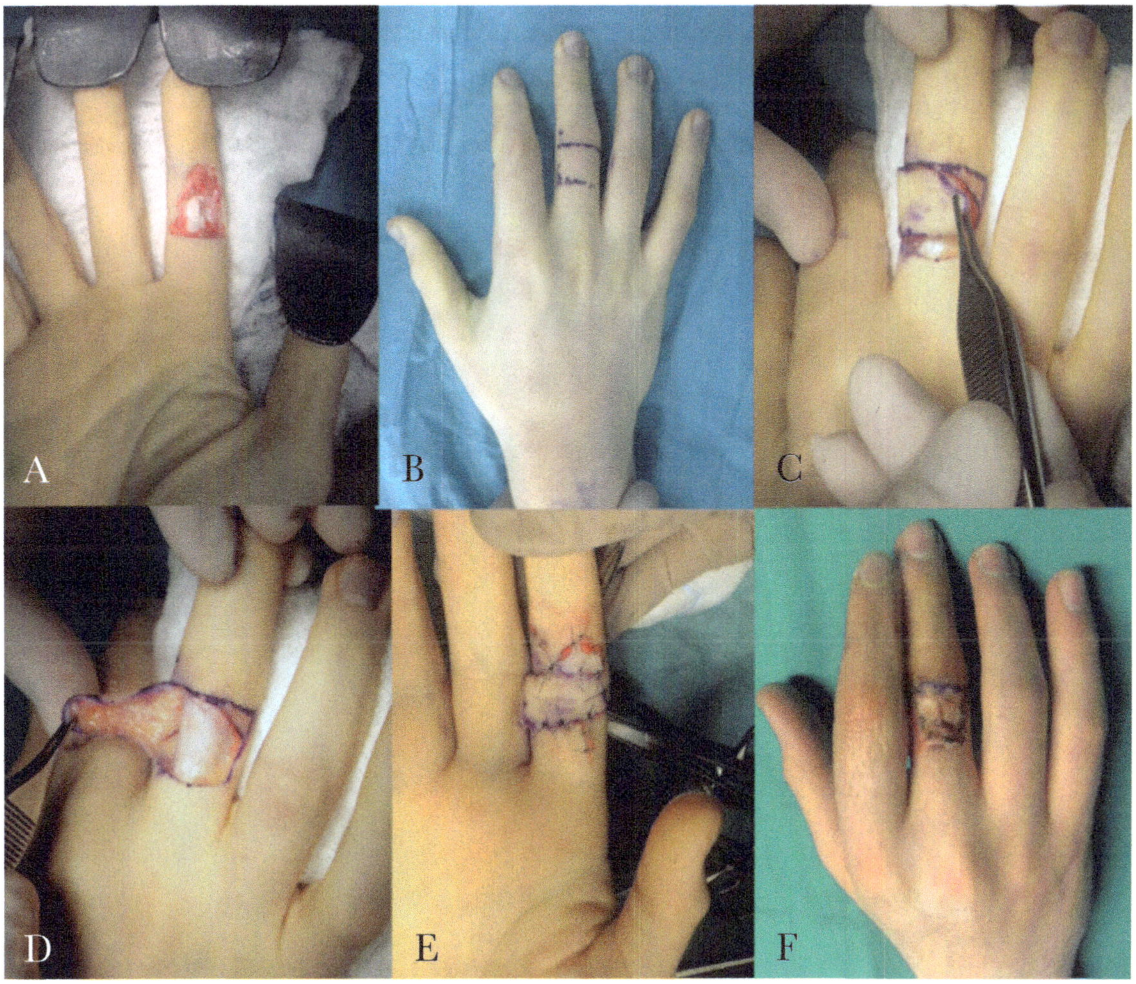

Figura 2: Caso clínico de un defecto de cobertura de la región volar de F2 de índice (A), y la planificación del colgajo del dedo medio con base radial (B); posterior a la disección se presenta y se rota el colgajo (C-D), 3 semanas después se libera la del pedículo del colgajo (F).

4.6.6. Resultados y complicaciones

Habitualmente los resultados locales del colgajo son muy buenos, siendo infrecuente la necrosis de este. La zona dadora presenta cambios estéticos secundarios al uso de injerto. Los pacientes pueden tener limitación a la movilidad dado el trauma inicial o la inmovilización que no permite rehabilitación precoz.

Este colgajo tiene la ventaja de ser sencillo de realizar, de elevación rápida, tiene una muy buena irrigación y permite una cobertura muy fiable y adecuada para proteger estructuras nobles, siendo además fino y con adecuada aplicabilidad para la movilidad posterior del dedo. Tiene algunas desventajas: requiere ser realizado en dos etapas, requiere que los dedos estén inmovilizados 2 a 3 semanas, lo que impide una rehabilitación precoz con la consecuente rigidez articular inicial y produce una morbilidad en el dedo sano dador, que puede ser funcional en caso de daño del peritenon, pero habitualmente estética debido al uso de injerto.

Bibliografía

CRONIN TD. Cross-finger flap: a new method of repair. *Am Surg* 17 (1951).

GOKREM S, TUNCALI D, TERZIOGLU A, TOKSOY K, ASLAN G. The thin cross finger skin flap. *J Hand Surg Eur* Vol. 2007 Aug; 32(4): 417-20.

MEGERLE K, PALM-BRÖKING K, GERMANN G. The cross-finger flap. *Oper Orthop Traumatol*. 2008 Jun; 20(2): 97-102.

4.7. Colgajo heterodigital cross-finger reverso

Dr. Esteban Urrutia H.

4.7.1. Generalidades

Este corresponde a una modificación del Colgajo heterodigital Cross Finger recién descrito, que se utiliza para cubrir, defectos dorsales del dedo.

Descripción:
- Pakiam 1978, adscrito como un colgajo desepitermizado heterodigital para cobertura dorsal del dedo adyacente.
- Variante descrita por Iselin de un colgajo para cobertura del pulpejo del pulgar y el donante es la región volar de f2 del 3er dedo.

Irrigación: Aleatoria desde vasos originados de la arteria digital palmar propia que se encuentra adyacente a la base del colgajo.

Inervación: No es inervado.

Límite de cobertura: Hasta los pliegues interfalángicos, tamaño máximo aproximado 2 x 2,5 cm.

4.7.2. Anatomía aplicada

La irrigación del colgajo se basa en el plexo vascular subdérmico ubicado en el dorso de los dedos, profundos a la dermis y superficiales al epitenon. Estos vasos se originan de ramas de las arterias digitales propias, radial y ulnar.

4.7.3. Técnica quirúrgica

La zona de toma del colgajo se diseña en la región dorsal del dedo sano adyacente, de igual forma que en el Cross Finger habitual, pero la diferencia es que se deben levantar dos colgajos separados en el mismo segmento (Figura 1). El primero es un colgajo más superficial, que es un colgajo de piel total que se levanta desde el borde longitudinal cercano al dedo lesionado, realizando una disección profunda con bisturí a la dermis, encima de las venas de la capa subcutánea y debajo de los folículos pilosos, abriéndolo luego como una hoja de libro, quedando la bisagra en el lado alejado del dedo lesionado. Esto deja expuesto el tejido celular subcutáneo dorsal, que es en donde se realiza el segundo colgajo, el cual se eleva de forma similar que el colgajo Cross Finger estándar, con la bisagra en el eje longitudinal adyacente al defecto, siendo elevado sobre el paratenón y dándole vuelta como una hoja de libro en 180 grados cubriendo el defecto dorsal del dedo lesionado, el que se fija con puntos separados a la piel del dedo receptor. De esta manera, la superficie superficial más dorsal del colgajo queda enfrentada y cubriendo el defecto dorsal del dedo adyacente, y la superficie profunda más volar del colgajo pasa a tener una ubicación superficial y dorsal en el dedo lesionado. Posteriormente se cubre el colgajo de celular subcutáneo con un injerto de piel total y finalmente se reposiciona el colgajo de piel total previamente elevado del dedo dador en su sitio y se realiza sutura de la piel (Figura 2).

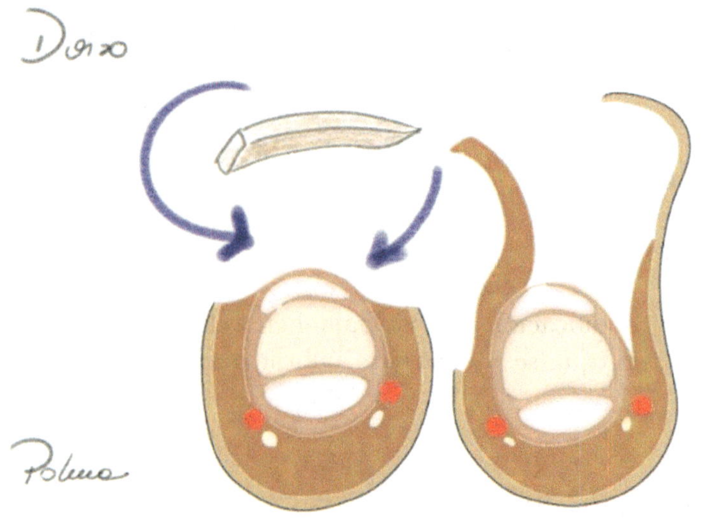

Figura 1: Ilustración del colgajo adipofascial heterodigital para la cobertura de un defecto dorsal y posterior injerto sobre el mismo.

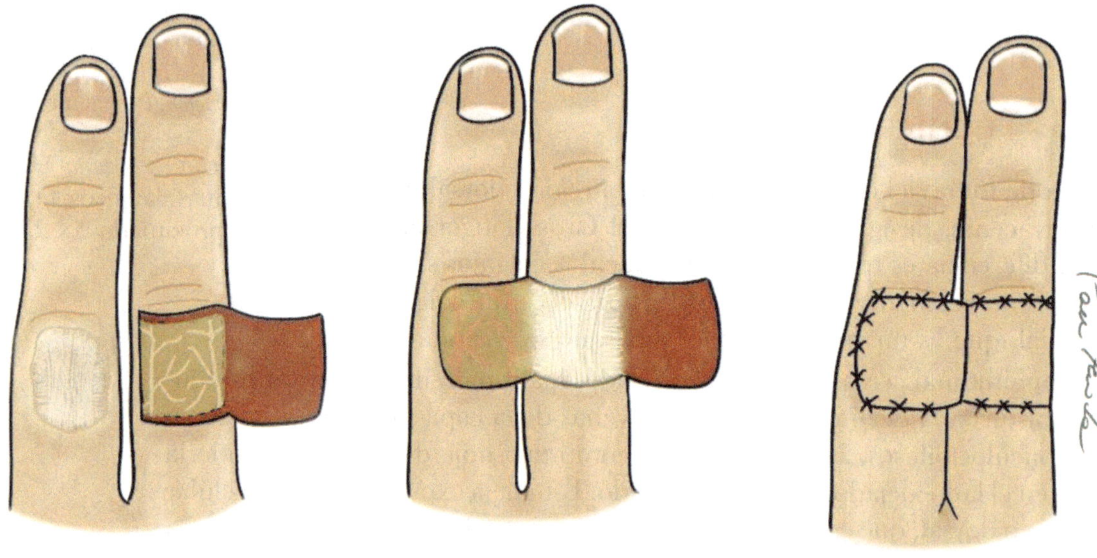

Figura 2: Ilustración del defecto y la cobertura con colgajo; finalmente se logra cobertura con la misma piel local en el sitio donante y con injerto de piel en la zona receptora.

4.7.4. Cuidados posoperatorios

Al igual que el colgajo Cross Finger tradicional es necesario dejar los dedos unidos por un periodo de entre 2 a 3 semanas, para que formen nuevos vasos de vascularización desde el dedo receptor, y así posteriormente realizar un nuevo procedimiento para dividir el puente del colgajo subcutáneo y fijarlo en el dedo receptor.

4.7.5. Resultados y complicaciones

Existen pocos trabajos con descripciones de este colgajo, habitualmente con casos clínicos o serie pequeña de casos, con escasa descripción de resultados o complicaciones. Al ser similar al colgajo Cross Finger tradicional sus complicaciones tienden a ser similares, pero es razonable considerar que debido a que es un poco más difícil de realizar es más probable la necrosis del colgajo.

4.7.6. Conclusiones

Este colgajo tiene similares ventajas y desventajas que el colgajo Cross Finger estándar, pero presenta una mayor dificultad técnica, ya que requiere de mayor habilidad y prolijidad al levantar los colgajos. Esto, debido a que es necesario dividir el espesor dorsal del dedo en 2 colgajos separados y debido al pequeño grosor del celular subcutáneo es más posible dañar los vasos que irrigan el colgajo del celular subcutáneo, provocando necrosis de este. Independiente de lo anterior, una disección cuidadosa permite levantarlo sin complicaciones y con muy buenos resultados.

Bibliografía

Atasoy E. The Reverse Cross Finger Flap. *J Hand Surg Am.* 2016 Jan; 41(1): 122-8.
Pakiam AI. The reversed dermis flap. Br *J Plast Surg.* 1978 Apr; 31(2): 131-5.

4.8. Colgajo de arteria metacarpiana dorsal y colgajo metacarpiano dorsal

Dr. Manuel Méndez B.

Descripción: Moruyama y Quaba describieron los colgajos de arteria metacarpiana dorsal y metacarpiana dorsal como colgajos de flujo retrógrado (1990).

Irrigación: El colgajo en isla, de irrigación reversa se basa en arterias metacarpianas dorsales y sus conexiones con la red palmar a nivel metacarpofalángico.

El colgajo metacarpiano dorsal (Quaba) se diferencia del anterior debido a que se irriga solo por la perforante llamada "estrella vascular" por lo cual no sigue el eje vascular de las arterias metacarpianas dorsales.

Inervación: Ramos sensitivos dorsales del dorso de la mano o dedos.

Límites de cobertura: Los colgajos dorsales permiten cubrir defectos en la totalidad de la superficie dorsal de la mano, hasta el dorso de las falanges medias, las interfalángicas distales y las zonas comisurales, y en algunas zonas palmares de los dedos.

El tamaño del colgajo está descrito de hasta 70 mm de longitud por 35 mm de ancho máximos.

Pedículo: Es corto y gira sobre su propio eje.

4.8.1. Generalidades

Estos colgajos se basan en las anastomosis entre las arterias intermetacarpianas dorsales y palmares, son colgajos de piel relativamente delgada, elástica y de escasa pilosidad, su similitud con la piel receptora dorsal les da un valor agregado debido al aspecto estético final.

De la misma forma, puede incorporarse al colgajo un segmento de tendón extensor para realizar en un mismo tiempo una reconstrucción del aparato extensor a nivel de falange proximal o metacarpofalángico.

El área y límite de cobertura están limitados por el borde proximal del colgajo (pliegue extensor de la muñeca) y el ancho de este. El pedículo es bastante corto, por lo que arterialmente se comportan como colgajos de perforantes (propeller), lo que limita su avance.

Si el colgajo supera los 3 cm de ancho, puede ser necesario un injerto de piel parcial para el cierre de la zona dadora.

4.8.2. Anatomía aplicada

Cada una de las arterias metacarpianas dorsales da 2 o 3 ramas pasan entre los tendones extensores hasta llegar a la piel en donde se dividen en 2 o más ramas cortas. Levame y Otero describen estas terminaciones de las perforantes cutáneas como una estrella vascular donde dan forma a ricos plexos vasculares subdérmicos. En el trabajo de Maruyama y Quaba se describió que las conexiones a la piel son escasas en los 2/3 proximales de los metacarpianos y que en el tercio distal se encuentra una consistente e importante presencia de vasos que llegan a la piel inmediatamente distal a la conexión intertendinosa, a 0,5 - 1,0 cm proximal a la metacarpofalángica, a nivel del ligamento intermetacarpiano transverso. Estas terminaciones, y la red que forman son las que aseguran el flujo cutáneo de estos colgajos (Figura 1).

La primera y segunda arterias metacarpianas dorsal son las más frecuentes y constantes a diferencia de la tercera y la cuarta arterias metacarpianas dorsal, que son menos constantes y tienen un trayecto más profundo que dificulta la disección. Por esto, las arterias del 1er y 2do espacio permiten levantar colgajos en isla o bien de perforantes comisurales, mientras que en el 3er y 4to espacio habitualmente se planifican colgajos de perforantes comisurales a nivel de las articulaciones metacarpofalángicas (Quaba) y no colgajos en islas.

En cuanto a la red venosa y drenaje de estos colgajos, siempre se ha encontrado la presencia de venas concomitantes en cada arteria dorsal, lo que asegura el flujo de retorno. También participa en esta función la presencia de plexos venosos ubicados en relación con el tejido perivascular que acompañan a los ejes vasculares.

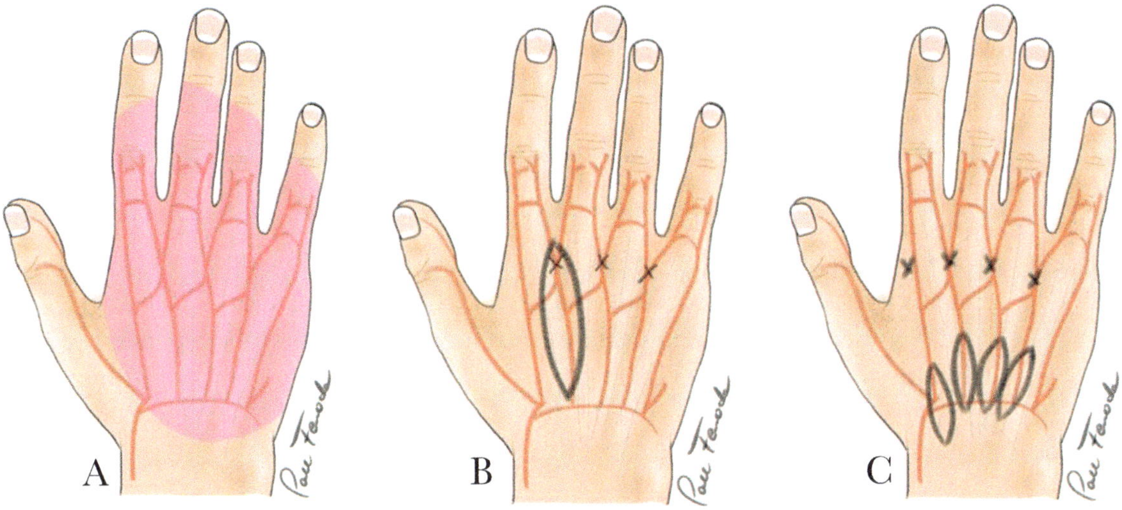

Figura 1: Representación de la zona en las que se moviliza la paleta de colgajo y límite máximo de cobertura (A), puntos de pivote (B), y las opciones de zona donante dependiendo del sitio a cubrir.

4.8.3. Técnica quirúrgica

Se recomienda el uso de bloqueo regional e isquemia en el brazo. El vaciamiento venoso tiene que ser poco enérgico para facilitar la identificación de la red vascular durante la disección.

El tamaño del colgajo dependerá del tamaño a cubrir, planificándose que el colgajo sea mayor que el defecto a cubrir para no tensionar su pedículo.

El límite proximal del colgajo será el pliegue dorsal distal de la muñeca, mientras que el distal será aproximadamente 1 cm distal a la ubicación de la anastomosis comisural a nivel metacarpofalángico.

Para los colgajos basados en la arteria intermetacarpiana del 1er y 2do espacio, el eje del colgajo será el eje vascular. La disección comienza desde uno de los bordes del colgajo, incluyendo el celular subcutáneo, hasta identificarse la arteria intermetacarpiana. Esta puede tener una disposición suprafascial o infrafascial, caso en el cual se debe abrir la fascia, manteniendo un margen de seguridad, para luego separar la fascia de la musculatura hasta confirmar la arteria. Una vez confirmada la arteria se comienza la disección desde el otro borde del colgajo, se liga o coagula la arteria intermetacarpiana a proximal y se

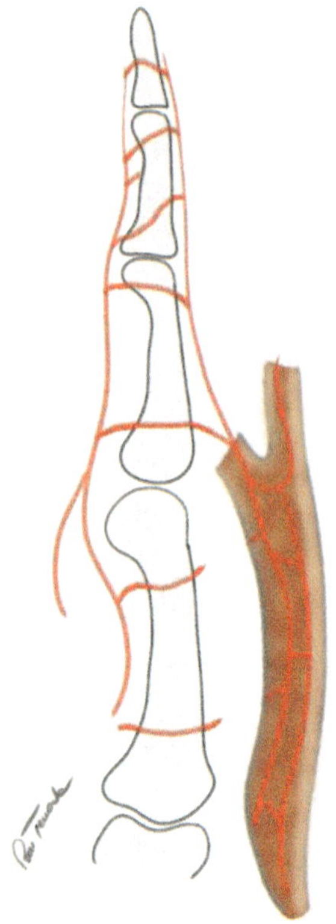

Figura 2: Representación del punto de pivote del colgajo.

comienza a elevar el colgajo desde distal a proximal hasta llegar a la zona metacarpofalángica donde se identifica la anastomosis que será el punto de rotación. Se libera el punto de pivote del colgajo evitando esqueletizar el pedículo para no desencadenar vasoespasmo.

En los colgajos de perforantes basados en la arteria comisural, la disección es de distal a proximal incluyendo el tejido subcutáneo. Al llegar a la zona de las metacarpofalángicas se identifican las perforantes que vienen de la red periarticular que alimenta el colgajo. Si es necesario, para continuar con la disección se debe seccionar la juntura tendinosa.

Cuando el colgajo se utiliza para cubrir defectos ubicados a nivel de la interfalángica distal se deben disecar el colgajo a distal a nivel de la base de la falange proximal, donde se encuentran anastomosis con las arterias digitales (Figura 2).

Una vez levantado el colgajo se rota para cubrir el defecto y luego se asegura con suturas.

Es recomendable realizar buena hemostasia del sitio dador, para evitar hematomas que puedan comprimir el pedículo; si es necesario, usar drenajes tipo penrose.

El colgajo se fija con suturas de nylon 4-0.

En este punto puede soltarse la isquemia para confirmar la perfusión.

Si se tiene dudas de la perfusión, o hubiese congestión, se pueden soltar las suturas, volver a rotar el colgajo a su posición original y confirmar que mejore la perfusión; si fuere así, puede que el pedículo haya quedado tenso en algún punto de la rotación.

4.8.4. Cuidados posoperatorios

Recomendamos realizar la primera curación entre 24-36 horas para evitar que gasas hemáticas secas compriman el colgajo o su pedículo. Si se dejó un drenaje se retira a las 24 horas.

Se debe asegurar un vendaje no compresivo, con una valva de yeso por los primeros 5 - 7 días.

4.8.5. Resultados y complicaciones

Son en general colgajos seguros. La escasa necrosis de colgajos dorsales es una constante en la literatura: Quaba muestra tres necrosis parciales en 21 casos, Ekerot en 17 colgajos no mostró ninguna complicación, Dautel y Merle en 12 casos tuvieron una necrosis parcial. Small en 20 casos mostró una necrosis parcial y en una serie personal, en 15 colgajos no hubo necrosis de colgajos.

La disección y uso de los colgajos dorsales reversos permiten alcanzar defectos dorsales distales de la mano hasta la F2. Cuando el colgajo es diseñado para cubrir defectos ubicados a nivel de la IFD o distal a ella, es necesario buscar la presencia de anastomosis distales ubicadas en la base de F1. Cuando el autor las ha buscado estas siempre fueron encontradas, tal como lo confirma lo publicado por Karacalar (10).

En cuanto a la zona dadora, se debe mencionar que una cicatriz marcada o hipertrófica puede ser una complicación.

4.8.6. Caso clínico

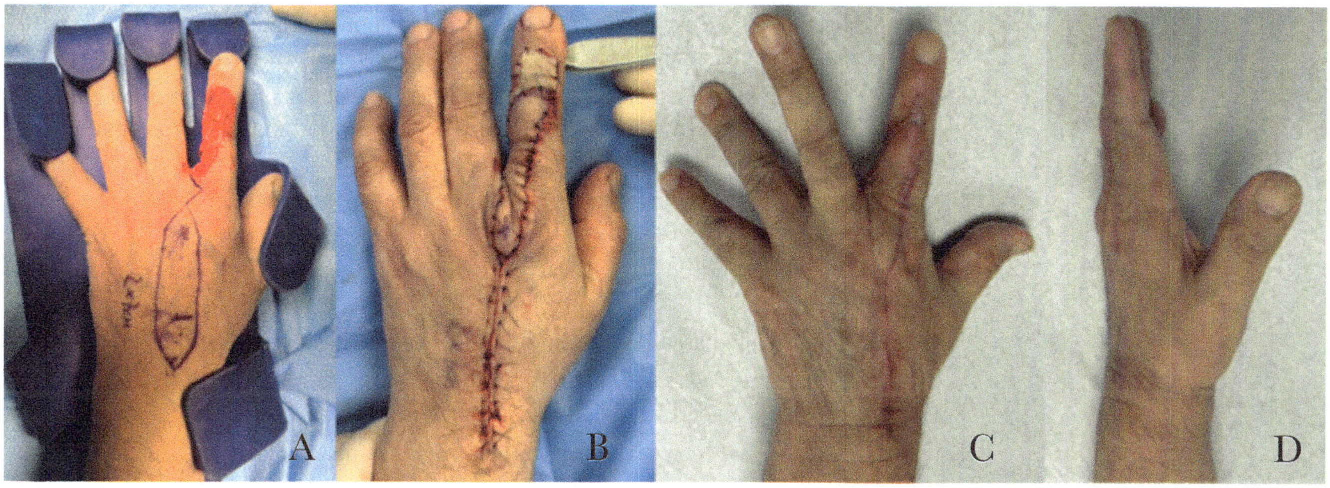

Figura 3: Caso clínico de un defecto de cobertura del dorso de índice (A), la cobertura posterior a la rotación del colgajo, la zona más distal del colgajo fue injertada en este caso con piel total (B), y el resultado final con una adecuada cobertura y aspecto estético de la mano (C-D).

4.8.7. Conclusiones

Los colgajos dorsales axiales de la mano tienen una anatomía vascular constante. Lo anterior permite realizar una disección con pasos estandarizados y que una vez familiarizados con ella, esta no es compleja. La técnica es segura y reproducible.

Los colgajos dorsales permiten cubrir defectos en la totalidad de la superficie dorsal de la mano. También es posible usarlo para la reconstrucción de pliegues y para algunas zonas de la región palmar de los dedos. Estos colgajos dan cobertura con una piel y textura adecuadas para la mano y permiten realizar reconstrucciones complejas en un solo acto quirúrgico.

Bibliografía

Braun J B. Etude anatomique des artères de la main. *Thèse de Médecine*, Nancy. 1977.

Coleman S S, Anson B J. Arterial patterns in the hand based upon a study of 650 specimens. *Surg Gynec and Obste* 1961; 113: 409.

Dautel G, Dap F, Bour CH, Merle M. Anastomoses dorsales et dorso-palmaires des 1er et 2eme espaces interosseux. Etude anatomique, application aux lambeaux métacarpiens à contrario. Communication à la XXV eme réunion du gem. Paris. 1989.

Dautel G, Merle M. Direct and reverse dorsal metacarpal flap. *Br J Plast Surg* 1992; 45: 123-30. 16.- SMALL JO, BRENNEN MD. The second dorsal metacarpal artery neurovascular island flap. *Br J Plast Surg* 1990; 43: 17-23.

Earley M J. The arterial supply of the thumb, first web and index finger and its surgical application. *J Hand Surg* 1986; 11B: 163-74.

Earley M J. The second dorsal metacarpal artery neurovascular island flap. *J Hand Surg* 1989; 14B: 434-40.

Ekerot L. The distally-based dorsal hand flap for resurfacing skin defects in Dupuytren`s contracture. *J Hand Surg* 1995; 20B (1): 111-4.

Foucher G. Le lambeau cerf-volant. *Annales de Chirurgie* 1979; 32: 593.

Foucher G, Braun J B. A new island flap transfer from the dorsum of the index to the thumb. *Plast and Recons Surg* 1979; 63: 344.

Holevich J. A new metod of restoring sensibility to the thumb. *J Bone J Surg* 1963; 45B: 96.

Karacalar A, Özcan M. A new approach to the reverse dorsal metacarpal artery flap. *J Hand Surg* 1997; 22A: 307-10.

Levame JH, Otero C, Berdugio G. Vascularisation arterielle des téguments de la face dorsale de la main et des doigts. *Ann Chir Plast* 1967; 12: 316.

Maruyama Y. The reverse dorsal metacarpal flap. *Br J Plast Surg* 1990; 43: 24-7.

Méndez M. Colgajos dorsales axiales de la mano. *Rev Chilena Ortop y Traum* 2004; 45: 40-45.

Quaba AA, Davison M P. The distally-based dorsal hand flap. *Br J Plast Surg* 1990; 43; 28-39.

Salmon M. *Arteries of the skin.* Taylor G I. and Tempest M. (eds). London: Churchill Livingstone. 1988.

Small JO, brennen M D. The first dorsal metacarpal artery neurovascular island flap. J Hand Surg 1988; 13: 136-45.

Small JO, Brennem MD. The second dorsal metacarpal artery neurovascular island flap. *Br J Plast Surg*. 1990; 43(1): 17-23.

4.9. Colgajo en isla homodigital reverso

Dr. Francisco Andrade G.

4.9.1. Generalidades

Excelente colgajo para la cobertura de la punta y el pulpejo de los dedos largos. Tiene como ventaja contar con un pedículo que permite un amplio arco de rotación, siendo bastante constante en su anatomía, lo que facilita cubrir defectos grandes sin comprometer otro dedo. El procedimiento se realiza en un solo tiempo y permite una recuperación y movilización precoz.

Puede sensibilizarse si se toma con el nervio digital correspondiente, logrando una discriminación de 2 puntos de hasta 8 mm, según diversos estudios. Se sugiere evitar su uso en el dedo índice, ya que se considera una sensibilidad crítica de ambos colaterales para la pinza.

Descripción: Colgajo fasciocutáneo en isla homodigital descrito por Kojima *et al.* (1986). Lai *et al.*, agregan la modificación de incluir ramas sensitivas dorsales para su inervación.

Irrigación: Arterias digitales y sus conexiones de arcos anastomóticos volares a nivel del cuello de la falange media.

Inervación: Nervios digitales con sus ramos terminales.

Límites de cobertura: Se utiliza para defectos volares y dorsales de la punta de los dedos medio, anular y meñique.

4.9.2. Anatomía aplicada

Las arterias digitales de los dedos presentan comunicación entre sí a través de tres arcos palmares. Los arcos proximales y medio conocidos como arcadas de Edwards están estrechamente relacionados con las poleas C1 y C3 a nivel del cuello de la falange proximal y media, mientras que el arco distal se encuentra inmediatamente distal a la inserción del flexor profundo.

Gracias a esta comunicación es posible levantar este colgajo desde la base del dedo y realizar la rotación en la zona de unión de ambas arterias digitales a nivel del cuello de la falange media. Esta comunicación es constante, asegurando así la vitalidad del colgajo levantado (ver Figura 1).

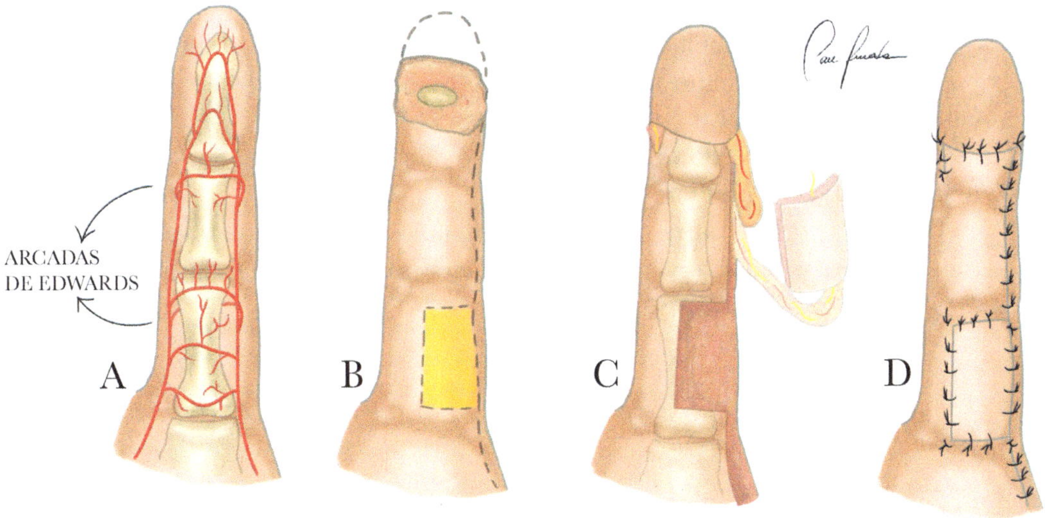

Figura 1: Ilustración de la anatomía vascular (A), y la toma del colgajo neurovascular para la cobertura de la punta del dedo (B-C), y el resultado con la cobertura y el injerto de piel en el sitio donante (D).

4.9.3. Técnica quirúrgica

Paciente en decúbito supino. Extremidad superior en mesa lateral. Bajo anestesia general o regional, nunca troncular, pues podemos dañar la red vascular necesaria en este colgajo. Uso de manguito de isquemia, previa elevación de la extremidad para lograr una adecuada identificación de los vasos.

Se toman las medidas del defecto a cubrir. Se puede utilizar una gasa para dibujar el defecto en la zona dadora que es la cara dorsopalmar de la falange proximal (se puede tomar completa). Se marca con lápiz la forma y tamaño del colgajo y se dibuja la incisión longitudinal medio lateral en la unión de la piel dorsal y volar, hacia distal y levemente a proximal de la zona dadora (Figura 1). En el caso de niños, preferir la incisión en *z* tipo Bruner, para evitar la cicatriz retráctil. En caso de levantar un colgajo sensibilizado, se debe elegir el lado no dominante, esto es, lado ulnar del dedo medio; lado radial en dedos anular y meñique.

Se realiza la incisión proximal al pliegue de la base del dedo, identificando el paquete neurovascular. En este punto se definen las diferencias si es que se tomara un colgajo sensibilizado o no. Si es sensibilizado, se coagula y secciona arteria y nervio digital, realizando una disección de proximal a distal, siguiendo en todo su trayecto el paquete neurovascular, idealmente junto a tejido graso perivascular. Si es un colgajo no sensibilizado, es necesario hacer la disección entre la arteria y nervio digital, con la ayuda de magnificación de lupas. Nuevamente, se recomienda tratar de mantener la mayor cantidad de tejido graso perivascular para proteger la arteria y vena concomitante.

Se levanta el vaso con o sin nervio, junto al colgajo de piel volar, disecado en profundidad respetando la vaina de los flexores. Una vez levantado todo el colgajo se continúa la disección del paquete neurovascular hacia distal hasta el cuello de la falange media o 5 mm proximales a la IFD, permitiendo a este nivel la rotación del colgajo en 180°, logrando cubrir todo el defecto deseado. Si se realiza el colgajo sensibilizado se debe suturar el nervio colateral con el extremo del otro nervio digital una vez esté en posición el colgajo.

En esta etapa se suelta la isquemia para corroborar la vitalidad del colgajo, y se puede realizar hemostasia cuidadosa. Se colocan puntos de piel sin tensión con monofilamento 4.0.

La zona dadora se cubre con un injerto de piel total tomado del pliegue palmar o del borde hipotenar de la mano

Curación con vendajes no circulares, dejando el colgajo con vendaje fácil de remover para evaluar la vitalidad si fuese necesario en el posoperatorio.

4.9.4. Caso clínico

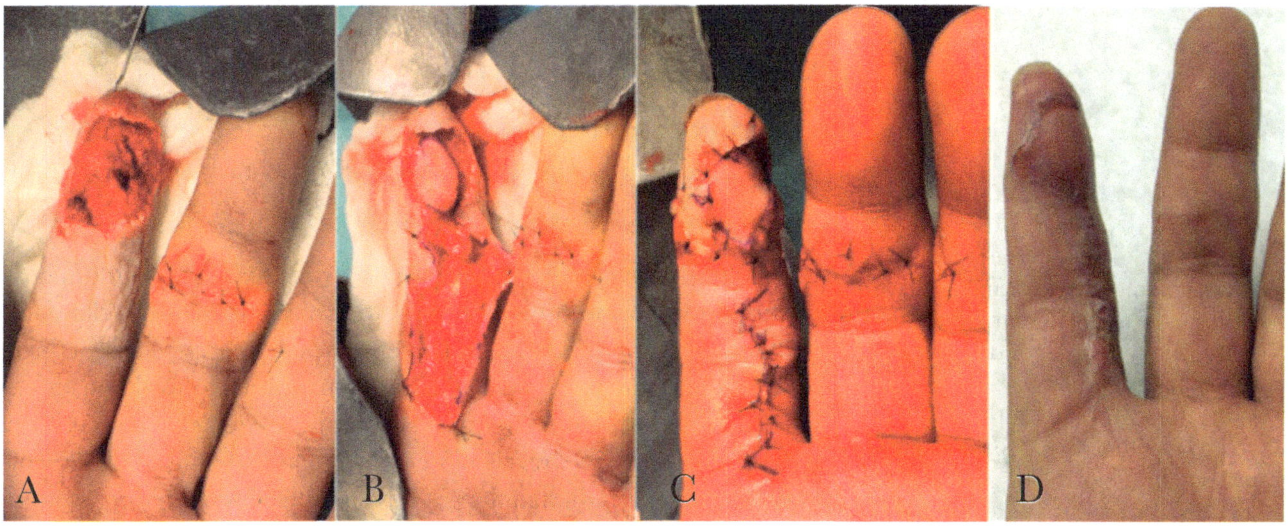

Figura 2: Caso clínico de defecto de cobertura de pulpejo dedo índice (A), cosecha del colgajo del borde cubital y cobertura del defecto (B-C), resultado final del colgajo (D).

4.9.5. Cuidados posoperatorios

El uso de vendajes no circulares es de regla en todos los colgajos, sobre todo en este tipo, para no comprimir el pedículo vascular, manteniendo una curación fácil de remover en la zona del colgajo, para estar vigilando su evolución. Si el colgajo tiene un buen llene vascular al soltar la isquemia, esto en general se mantiene en el tiempo, por lo que no es necesario controles seriados, solo cambio de vendajes a los 5 - 7 días, y retiro de puntos a los 14 días.

Es importante el manejo de la cicatriz con compresión, para evitar la retracción de ella o el desarrollo de queloide y estimular la movilización precoz del dedo.

4.9.6. Resultados

Las principales series publicadas describen excelentes resultandos en cuanto a sobrevida del colgajo con tasas muy bajas de complicaciones (mínima retracción, intolerancia al frío, entre otras). Existen algunas series comparativas que muestran mejor discriminación de 2 puntos en los colgajos sensibilizados v/s los no sensibilizados, sin embargo pareciera ser que esta diferencia disminuye con los seguimientos a más largo plazo.

Bibliografía

C. S. Lai, S. D. Lin, C. C. Yang. The reverse digital artery flap for fingertip reconstruction. *Ann Plast Surg* 1989 Jun; 22(6): 495-500.

Han S. K., Lee B. L. and Kim W. K. The reverse digital artery island flap: Clinical experience in 120 fingers. *Plast. Reconstr. Surg.* 101: 4, 1998.

Kojima THY, Hayashi Y, Sakurai N, *et al.* Eleven cases of vascular pedicle island flap for difficult skin defects on the hand. *J Jpn Soc Surg Hand* 1986; 350.

4.10. Colgajo heterodigital en isla con pedículo vascular

Dr. Esteban Urrutia H.

Descripción:
- Littler 1953 originalmente descrito como colgajo neurovascular de la región cubital del anular, posteriormente hay varias modificaciones para colgajos no inervados y con dedos donantes diferentes.
- Colgajo heterodigital para cobertura volar o dorsal de otro dedo. Puede ser sensitivo para la reconstrucción de pulpejo.

Irrigación: Colgajo axial de la arteria digital palmar propia de otro dedo largo.

Inervación: Puede ser inervado, utilizando el nervio digital que va junto a la arteria digital palmar propia.

Límite de cobertura: Hasta los pliegues interfalángicos, tamaño máximo aproximado hasta 3,5 cm.

4.10.1. Generalidades

Este colgajo corresponde a un colgajo de eje axial adipocutáneo de otro dedo largo. Se utiliza en defectos volares o dorsales del dedo de cualquier zona que no es susceptible de una adecuada cobertura con un colgajo de avance local y cuyo defecto es de hasta 3,5 cm aproximadamente. Una de sus ventajas es que se puede utilizar para realizar una reconstrucción del pulpejo. Además al ser un colgajo de muy buena irrigación es utilizado también en los casos que se necesita tejido sano en buenas condiciones, como sería en un dedo que tiene una cicatriz extensa, ha tenido infecciones previas o tiene daño por radiación.

Este colgajo puede utilizarse con o sin inervación, puesto que al levantar el pedículo se puede asociar el nervio digital. Esto se ha descrito principalmente para recuperar sensibilidad del pulpejo o utilizando el nervio como un injerto de nervio vascularizado para recuperar la sensibilidad crítica del dedo lesionado, existiendo las variaciones ya descritas. Es importante considerar que esto va a producir morbilidad en el dedo donante y que en caso de realizar un colgajo sensible del pulpejo, requiere de un proceso de adaptación posoperatoria del paciente. De este último tipo de colgajo el más famoso es el descrito por Littler el año 1953, en el cual utiliza un colgajo sensible del dedo anular para reconstruir el pulpejo del pulgar.

4.10.2. Anatomía aplicada

Este colgajo axial depende de una de las arterias digitales propias del dedo donante. Cada dedo largo tiene dos arterias digitales propias, cada una por volar y en la región radial y cubital de cada dedo. Estas arterias tienen comunicaciones entre sí y cada una por separado es capaz de irrigar de manera adecuada el dedo. Este colgajo implica tomar una paleta cutánea en conjunto con una de las arterias digitales, dejando al dedo perfundido solo por la otra arteria. Requiere realizar disección de este pedículo axial hasta la palma y en ese punto se encuentra el pivote del colgajo (Figura 1).

4.10.3. Técnica quirúrgica

El diseño del colgajo se realiza habitualmente en el dedo adyacente al que tiene la lesión, tomando habitualmente el colgajo del borde palmar cubital del dedo para minimizar la morbilidad local al hacer pinza con el pulgar. El colgajo se toma de la región volar lateral del dedo dador, habitualmente a nivel de la falange media o distal, dependiendo de dónde es la lesión del dedo receptor, sin comprometer el pliegue interfalángico, teniendo como eje central del colgajo la ubicación de la arteria digital palmar propia. Para levantar el colgajo existen distintas alternativas, siendo lo más importante no dañar la arteria digital y por tanto es recomendable levantarlo desde distal a proximal y desde volar a dorsal, identificando la arteria digital. Hacia proximal se debe realizar una incisión de piel con abordaje en zigzag hacia la palma distal para identificar y levantar el pedículo arterial, con la precaución de no "esqueletizarlo", conservando a su alrededor tejido adiposo e ir fulgurando las ramas que van saliendo desde la arteria digital. La disección se realiza hasta que el pedículo es suficientemente largo para poder trasponer el colgajo al dedo receptor y que este no quede con tensión, fijando el colgajo con puntos de piel separados. La zona dadora se cubre con un injerto de piel total.

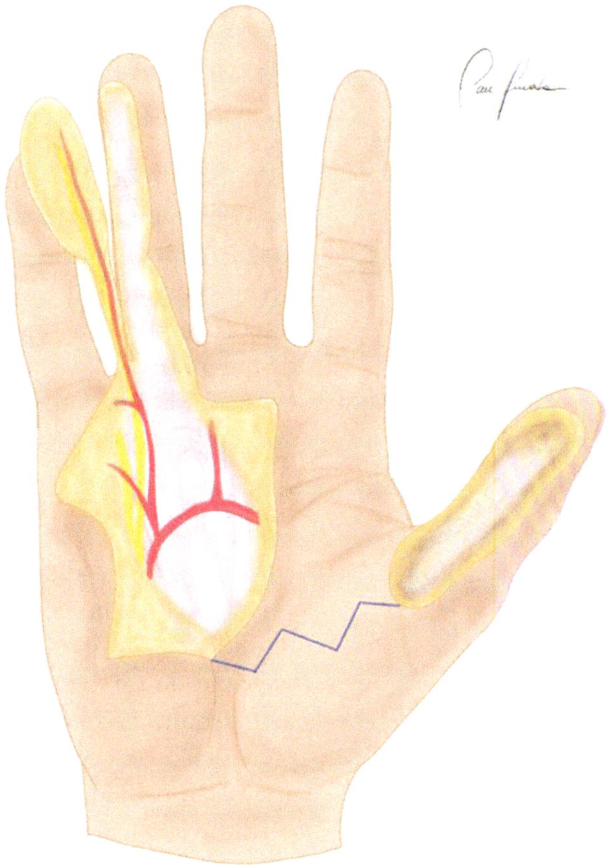

Figura 1: Representación de flap de colgajo Littler de sitio donante (borde cubital de anular) para cobertura de pulgar; en este colgajo se incluye la arteria y nervio digital.

Se debe realizar una curación por separado del dedo dador y del dedo receptor. La curación del dedo dador se realiza al igual que todas las curaciones de injerto; habitualmente se deja un gasa emparafinada sobre el injerto y luego gasas que comprimen el injerto. Al dedo receptor vendaje blando, con la preocupación de no ser compresivo. Se deja una valva de yeso tipo dorseleta por los primeros 5 - 7 días para evitar movilidad del injerto y conflicto del pedículo.

4.10.4. Cuidados posoperatorios

Al dedo receptor recomendamos realizar la primera curación entre 24 - 36 horas para evitar que gasas hemáticas secas compriman el colgajo o su pedículo.

Al dedo dador no se debe realizar curaciones hasta al menos pasados 5 a 7 días, tiempo en el cual se han formado los neovasos de vascularización del injerto.

4.10.5. Resultados y complicaciones

Si bien están bien descritos la tasa de complicaciones y sus resultados, de lo descrito en varias publicaciones sabemos que en la mayoría de los pacientes el colgajo sobrevive. Al ser utilizado como un colgajo neurovascular la mayoría de los pacientes tiene adecuada sensibilidad; cuando este se utiliza en la reconstrucción de pulpejos –como la reconstrucción descrita por Littler del dedo anular al pulgar– puede ocasionar dificultad en el paciente el tener que modelar el cambio de sensibilidad en distinto dedo. En algunos pacientes puede ocurrir una contractura en flexión, ocasionado tanto por el daño inicial, como también en casos de que el pedículo sea corto y el dedo tenga que quedar en semiflexión, lo cual confirma la importancia de una adecuada liberación y extensión del pedículo.

4.10.6. Conclusiones

El colgajo heterodigital en isla con pedículo vascular tiene la ventaja de que permite cubrir un defecto grande de un dedo en un solo tiempo y que puede ser sensible, pero presenta algunas dificultades: es un colgajo difícil de realizar, que requiere de una extensa y cuidadosa disección del eje axial vascular del dedo dador, tanto en el dedo mismo como en la palma, en donde es necesario tener precaución de no dañar las arterias y nervios de los dedos adyacentes. Produce además morbilidad en la zona dadora que está dada por el defecto y la posible pérdida de sensibilidad en caso de toma o daño del nervio digital. Además elimina uno de los dos ejes vasculares del dedo donante y por lo mismo es necesario considerar que este dedo debe tener una adecuada perfusión por la otra arteria digital propia. Por este motivo está contraindicado en lesiones penetrantes o por compresión que comprometen múltiples dedos o la palma distal, lesionando el pedículo vascular, y tiene una contraindicación relativa en pacientes que son fumadores o en enfermedades vasculares periféricas que podrían poner en riesgo la vascularización del colgajo y del dedo dador.

Bibliografía

Foucher G, Smith D, Penpinello C, Braun FM, Citron N. Homodigital neurovascular island flap for digital pulp loss. *J Hand Surg Br.* 1989; 14(2): 204e208.

Littler JW. The neurovascular pedicle method of digital transposition for reconstruction of the thumb. *Plast Reconstr Surg.* 1953; 12(5): 303e319.

Pham DT, Netscher DT. Vascularized Heterodigital Island Flap for Fingertip and Dorsal Finger Reconstruction. *J Hand Surg Am.* 2015 Dec; 40(12): 2458-64.

Rose EH. Local arterialized island flap coverage of difficult hand defects preserving donor digital sensibility. *Plast Reconstr Surg.* 1983; 72(6): 848e857

4.11. Colgajo en bandera dorsal

Dr. Esteban Urrutia H.

4.11.1. Generalidades

Este colgajo pediculado se utiliza para cubrir defectos dorsales proximales en los dedos, a nivel de la falange media y principalmente a nivel de la falange proximal.

Su nombre proviene de la forma del colgajo, ya que este consiste en un colgajo que se levanta de la falange proximal o media del dedo adyacente, que se talla en forma rectangular ("bandera") con un pedículo dorso-proximal de piel y tejido blando ("el asta de la bandera") que contiene la arteria digital dorsal.

4.11.2. Anatomía aplicada

Se basa en la irrigación proporcionada por las ramas terminales de las arterias intermetacarpianas dorsales (AMD). Estas arterias corresponden a ramas del sistema de arterias dorsales de la mano, que se originan del arco dorsal del carpo, desde donde emergen la 2da, 3era y 4ta arterias intermetacarpianas dorsal, las que se ubican correspondientemente en los distintos espacios intermetacarpianos. A nivel del cuello de los metacarpianos estas se bifurcan y dan origen a dos ramas dorsales terminales para cada dedo adyacente, que se ubican a cada lado de la comisura del dedo y que irriga la región dorsal proximal de los dedos largos. De esta manera a nivel de la falange proximal hay una arteria por radial y otra por cubital que dependen de arterias intermetacarpianas dorsales adyacentes. Estas continúan en el aspecto dorsal de la falange proximal por el lado radial o cubital correspondiente y finalmente se comunican con ramas de la arteria digital propia a nivel de la articulación interfalángica proximal (Figura 1).

4.11.3. Técnica quirúrgica

Se realiza con isquemia pero con la precaución de no realizar una exanguinación intensa para poder visualizar la rama de la arteria. Se levanta el colgajo de distal a proximal a nivel del dorso de la falange proximal, de grosor completo de la dermis y subdermis con la precaución de no adelgazarlo, hasta llegar

Descripción:
- Vilian 1952, Iselin en 1962, variante por Holevich 1963 para cobertura de pulgar con sensibilidad.
- Colgajo dermocutáneo para cobertura dorsal de falange proximal o media del dedo adyacente.

Irrigación: Colgajo axial de la rama terminal de la arteria intermetacarpiana dorsal del dedo adyacente.

Inervación: No inervado.

Límite de cobertura: Permite cubrir hasta la región dorsal de la falange media. Anecdóticamente se ha descrito para reconstrucción del pulpejo del pulgar.

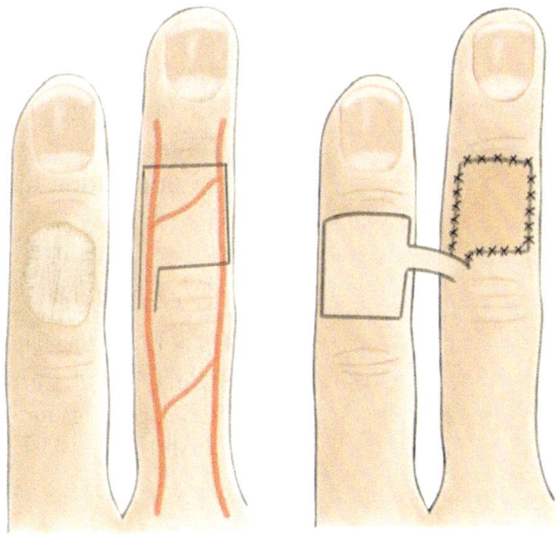

Figura 1: Representación del colgajo que contiene nutrición vascular de ramas terminales intermetacarpianas dorsales y la cobertura de un defecto dorsal de un dedo vecino.

al plano del tendón extensor, conservando en su lugar el peritenon del tendón extensor, para evitar adherencia posterior con la cobertura con injerto. Al levantar el colgajo es posible identificar la rama de la arteria en su cara volar. Luego se realiza la disección hacia el pedículo proximal, en que se debe conservar y proteger la arteria digital dorsal junto a la vena dorsal de esta zona. Este colgajo es fácil de levantar en la parte de la bandera, pero la disección de la parte proximal es más difícil y es necesario ser muy cuidadoso, ya que la rama de la arteria habitualmente es muy pequeña. Se toma el pedículo en conjunto con un puente de piel y subdermis (asta de la bandera). Posteriormente se transpone el colgajo para cubrir el defecto primario dorsal del dedo adyacente, fijándolo con puntos separados, y la zona donante se cubre con un injerto de piel total.

Se realiza la curación de cada dedo por separado efectuándose de manera similar a lo descrito en el colgajo heterodigital en isla, considerando la curación del dedo dador la adecuada para un injerto y la del receptor para un colgajo.

4.11.4. Cuidados posoperatorios

Al dedo receptor recomendamos realizar la primera curación entre 24 - 36 horas para evitar que gasas hemáticas secas compriman el colgajo o su pedículo.

Al dedo dador no se debe realizar curaciones hasta al menos 5 a 7 días, tiempo en el cual se han formado los neovasos de vascularizacion al injerto.

4.11.5. Resultados y complicaciones

Existen pocas publicaciones de este colgajo, describiéndose buenos resultados.

4.11.6. Conclusiones

Este es un colgajo poco utilizado, que sirve específicamente para defectos dorsales de la falange proximal y de la zona más proximal de la falange media. Tiene la ventaja de ser necesario en un solo procedimiento, pero produce morbilidad en el sitio dador, habitualmente solo estético.

Bibliografía

Iselin F. The flag flap. *Plast Reconstr Surg*. 1973 Oct; 52(4): 374-7

Stang F, Rab M, van Schoonhoven J, Prommersberger KJ. The dorsal flag flap for alternative skin coverage for defects of the thumb tip: case reports. *Handchir Mikrochir Plast Chir.* 2008 Apr; 40(2): 133-7.

CAPÍTULO 5

Cobertura del pulgar

5.1. Introducción cobertura del pulgar

Dr. Carlos Córdova C.

El pulgar es considerado un dedo "clave" para la función de la mano, pues representa hasta un 40% de la función de la misma. Su anatomía vascular y neurológica lo diferencian de los dedos largos, dándole un rol adicional en la importancia de lograr una adecuada cobertura, ya sea un defecto simple de la punta o como parte de una reconstrucción más compleja.

Un pulgar con adecuada sensibilidad, largo y cobertura es primordial para la función de la mano, ya que por más estéticamente bien que se pueda ver el dedo, si no tiene sensibilidad o es hipersensible, naturalmente habrá una exclusión del dedo con el movimiento y no podrá cumplir el rol de bloqueo de los dedos largos cuando se realiza un agarre.

Una característica especial del pulgar es su vascularización: tiene una red vascular doble, una volar y otra dorsal, cada una por sí sola puede irrigar de manera completa el pulgar, lo cual nos permite realizar colgajos independientes volares y/o dorsales. Si bien es cierto que existe una alta variabilidad anatómica en cuanto a las ramas, ubicación y dominancia de las arterias, esta es constante en cuanto a la independencia de la irrigación volar de la dorsal; eso sí, las arterias dorsales son de un diámetro significativamente menor que las arterias volares.

Una de las características más relevantes es la presencia de la arteria *princeps pollicis* que se sitúa en la región volar a la altura del pliegue de flexión de la articulación metacarpofalángica (MTCF), que se divide en dos arterias colaterales digitales palmares, los cuales siguen un trayecto a cada lado del tendón flexor largo del pulgar, pero en una ubicación más volar que la que encontramos en los dedos largos, siendo la arteria cubital constantemente de mayor diámetro.

Entre ambas arterias palmares existen arcadas anastomóticas, la región dorsal se irriga a través de la arteria dorsal cubital y radial, ambas ramas de la arteria radial, siendo también más dominante la arteria cubital. Ambos sistemas vasculares tienen arcadas anastomóticas entre el lado cubital y radial de los vasos sanguíneos.

Los objetivos principales en la reconstrucción de pulgar son:

- Mantener la máxima longitud posible.
- Otorgar cobertura de buena calidad e indolora.
- Adecuada sensibilidad.
- Movilidad que permita un agarre y pinza lo más natural posible.
- Estéticamente aceptable.

A continuación se detallan aspectos importantes de cada uno de los objetivos.

Longitud: En cuanto a la longitud, Del Piñal menciona que un largo normal de pulgar es aproximadamente 0,5 cm más corto que la IFP del índice, lo que es un valor referencial a la hora de tratar una amputación y cobertura / reconstrucción, considerando que el objetivo de esta longitud es lograr una pinza y agarre lo más funcional posible pero con una protección adecuada de las estructuras profundas.

Cobertura: En relación con la cobertura del pulgar, es importante evaluar el tamaño del defecto y la ubicación, lo que permitirá elegir de forma correcta el colgajo para la cobertura; teniendo en mente la importancia de preservar la movilidad y la sensibilidad de las articulaciones sanas, se detallarán los colgajos que más usamos para cobertura y con los que se puede resolver la gran mayoría de estas lesiones.

Inervación: La prehensión que involucra el acercar la mano a un objeto, agarrar y posteriormente soltar el objeto, es una parte esencial en la función de la mano; aquí es clave tener un pulgar que, aparte de mantener un largo y movilidad adecuados esté sensible, tanto en el borde radial que permite el contacto de la mano con una superficie, como en el borde cubital, que involucra la sensibilidad al momento de hacer una pinza fina.

Aspecto estético: Sin menos importancia, hoy en día el aspecto estético es un factor crucial para el resultado final y la función de la mano, objetivo que va de la mano en el momento de analizar los factores previamente detallados.

Bibliografía

Ames EL, Bissonnette M, Acland R, Lister G, Firrell J. Arterial anatomy of the thumb. *J Hand Surg Br.* 1993 Aug; 18(4): 427-36. doi: 10.1016/0266-7681(93)90141-2. PMID: 8409651.

Brunelli F, Gilbert A. Vascularization of the thumb. Anatomy and surgical applications. *Hand Clin.* 2001 Feb;17(1):123-38. PMID: 11280155.

Del Piñal F. *Thumb reconstruction*; 48, 1849-1905 Octava edición.

Elliot D. Specific flaps for the thumb. *Tech Hand Up Extrem Surg.* 2004 Dec; 8(4): 198-211. doi: 10.1097/00130911-200412000-00002. PMID: 16518093.

Miletin J, Sukop A, Baca V, Kachlik D. Arterial supply of the thumb: *Systemic review. Clin Anat.* 2017 Oct; 30(7): 963-973. doi: 10.1002/ca.22973. Epub 2017 Sep 12. PMID: 28791730.

5.2. Colgajo V-Y palmar de Elliot

Dr. Pamela Vergara G.

Descripción:
- Primera descripción como colgajo de avance palmar por Moberg (1964).
- O'Brien (1968) agrega una incisión transversa a nivel del pliegue metacarpofalángico, asociado al uso de injerto.
- Dellon (1983) agrega la modificación de una extensión más proximal a la metacarpofalángica asociado a colgajos rotacionales para el cierre.
- Epping (1992) y Elliot (1993) modifican lo anterior agregando un cierre en V-Y en la base, sin la necesidad de injertos de piel ni colgajos rotacionales.

Irrigación: Colgajo bipediculado dependiente de ambas arterias colaterales palmares del pulgar.

Inervación: Ambos nervios colaterales propios del pulgar.

Límite de cobertura:
- Permite cobertura para defectos de la punta y del pulpejo del pulgar de hasta 25-30 mm en sentido longitudinal.
- Límite proximal: pliegue interfalángico.

Pedículo: -

5.2.1. Generalidades

Se trata de un colgajo de avance de la piel palmar del pulgar. Dentro de sus ventajas, destaca que permite restaurar el pulpejo con piel de características similares, con una adecuada sensibilidad (discriminación de 2 puntos < 6 mm) y sin generar cicatrices en zonas de apoyo ni pinza. Además se puede realizar en un solo procedimiento y no compromete otros dígitos.

Las desventajas son que podría generar contracturas en flexión de la articulación interfalángica y, menos frecuentemente, del primer espacio. Estas complicaciones son menos frecuentes que las descritas con otros colgajos similares, como lo es el tipo Moberg. Algunos pacientes refieren intolerancia al frío e hiperestesia.

5.2.2. Anatomía aplicada

La arteria principal del pulgar es una rama de la arteria radial. Viaja por el dorso bajo el primer interóseo dorsal, en estrecha relación con la diáfisis del primer metacarpiano. Una vez que emerge hacia la palma, se divide o contribuye a la formación de las arterias digitales ulnar y radial (Figura 1).

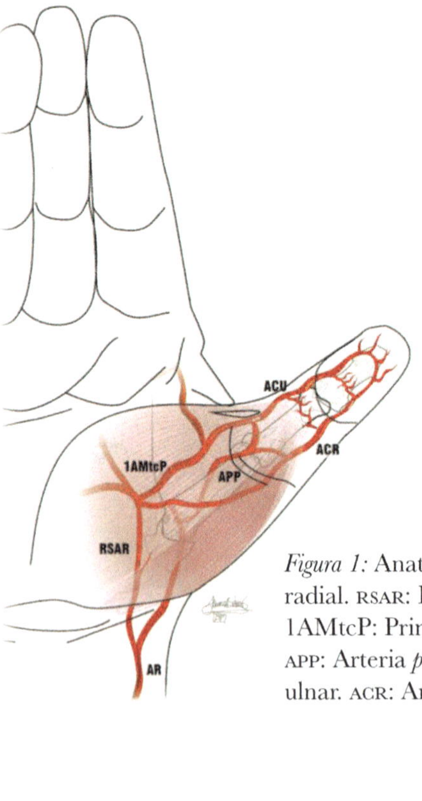

Figura 1: Anatomía vascular del pulgar. AR: Arteria radial. RSAR: Rama superficial de la arteria radial. 1AMtcP: Primera arteria metacarpiana palmar. APP: Arteria *priceps pollis.* ACU: Arteria colateral ulnar. ACR: Arteria colateral radial.

La arteria colateral ulnar se origina, en la mayoría de los casos, de la primera arteria metacarpiana palmar y de contribuciones de la arteria principal (83%). También puede recibir contribuciones de la primera arteria metacarpiana dorsal (20%) y de la arteria ulnar o arco palmar superficial (10%). Su diámetro promedio es de 1,1 mm.

El origen de la arteria colateral radial es más variado. En la mayoría de los casos surge de ramas de la primera arteria metacarpiana palmar (77%). También puede surgir de ramas de la arteria radial, radial superficial o combinaciones de todas las anteriores. Su diámetro promedio es de 0,81 mm.

Existen varias anastomosis entre las arterias colaterales palmares: a nivel metacarpofalángico, tercio medio de la falange proximal, interfalángica y en el pulpejo del pulgar. En estos mismos sitios se puede encontrar anastomosis entre el sistema arterial volar y dorsal, siendo algo más evidentes en el borde ulnar.

El drenaje venoso es por las venas dorsales y por las pequeñas venas satélites que acompañan a las arterias digitales.

La inervación es por los nervios digitales propios del pulgar que emergen del nervio mediano y corren mediales a las arterias colaterales.

5.2.3. Técnica quirúrgica

El paciente se coloca en decúbito supino y se sitúa la extremidad superior en una mesa lateral con mango de isquemia. Se realizan dos incisiones longitudinales a cada lado del pulgar, justo en el cambio de piel dorsal y palmar, que se extienden desde el inicio del defecto a distal hasta el pliegue metacarpofalángico a proximal. Luego ambas incisiones se prolongan a proximal hacia la eminencia tenar, formando una V cuyo vértice se ubica siguiendo el borde radial del tercer dedo (Figura 2).

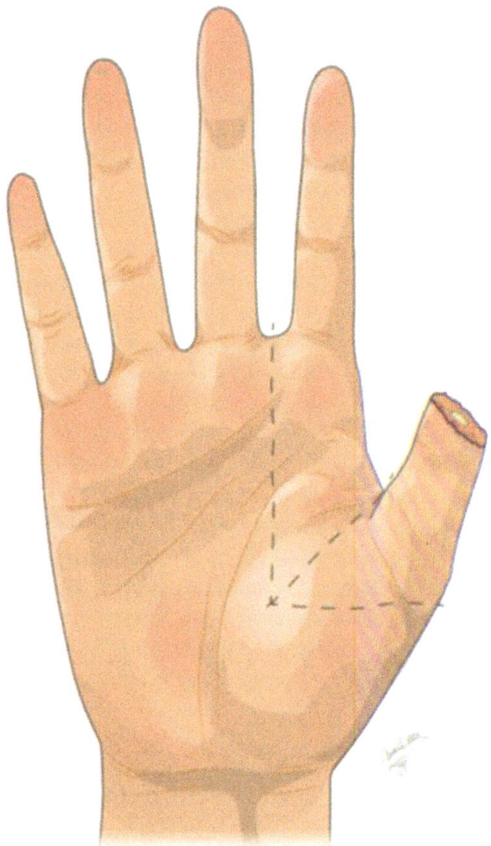

Figura 2: Planificación del colgajo en el pulgar con líneas que van en la región de cambio de piel palmar y dorsal , y el vértice es la proyección proximal del borde palmar del dedo medio.

Las incisiones longitudinales de los lados se profundizan hasta el nivel óseo, desinsertando los tabiques fibrosos verticales palmares (ligamentos de Cleland) en ambos lados. Es importante coagular las pequeñas ramas de las arterias digitales que se conectan con la circulación dorsal. A nivel proximal a la articulación metacarpofalángica se profundiza la incisión en la piel hasta el plano fascial, exponiendo la musculatura tenar por el borde radial. En el borde cubital se debe tener más precaución debido a su estrecha relación con la arteria principal del pulgar y/o de su contribución a la arteria colateral ulnar.

Desde distal se realiza una disección retrógrada intentando identificar el plano supratendíneo, protegiendo la vaina y poleas del tendón flexor largo del pulgar. Se levanta el colgajo de piel palmar, manteniendo los paquetes neurovasculares en el espesor del colgajo (Figura 2). Hay que tener cuidado con la manipulación del mismo para no dañar los vasos. Se avanza gentilmente el colgajo, realizando una leve flexión de la IF del pulgar hasta cubrir ligeramente distal al lecho ungueal y así evitar una deformidad en pico de loro secundaria. Se recomienda comenzar estabilizando el colgajo de avance desde la punta, evitando usar puntos desde el lecho ungueal y privilegiando la piel del paroniquio.

Todos los colgajos de piel se cierran con ethilon 4,0 y 5,0. Se suelta la isquemia y se comprueba la adecuada perfusión del colgajo. Si esta es insuficiente, se puede requerir soltar algunos puntos, pero esto es bastante inhabitual. La curación se realiza con gasa parafinada y vendaje blando, bultoso, no compresivo. No requieren inmovilización (Figuras 3 - 4).

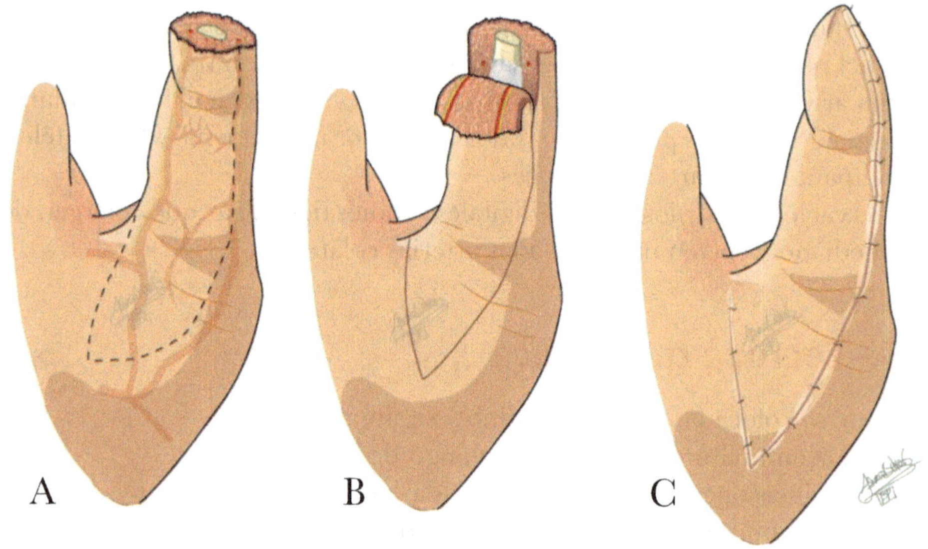

Figura 3: Ilustración de los pasos para hacer el colgajo, primero la planificación (A), la disección cuidadosa de distal a proximal respetando los paquetes neurovasculares (B) y posteriormente la cobertura final (C).

5.2.4. Cuidados posoperatorios

Los puntos se retiran a las 2 semanas y se puede comenzar inmediatamente con el manejo de la cicatriz y los ejercicios de movilización, haciendo énfasis en la extensión de la interfalángica del pulgar.

5.2.5. Resultados

Existe poca evidencia respecto a sus resultados y/o complicaciones. La mayoría se base en reportes de casos o series pequeñas. Se describe una mínima restricción de la movilidad, en la mayoría de los casos en relación con una pérdida de la hiperextensión. Las contracturas en flexión son poco frecuentes. En nuestra serie local de 14 pacientes en 5 años, logramos una cobertura completa del defecto en 13 de los 14 pacientes, una discriminación de tacto grueso en todos los pacientes y una discriminación de tacto fino (discriminación de 2 puntos < 15 mm) en 7 de los 14 pacientes (Figura 5).

5.2.6. Caso clínico

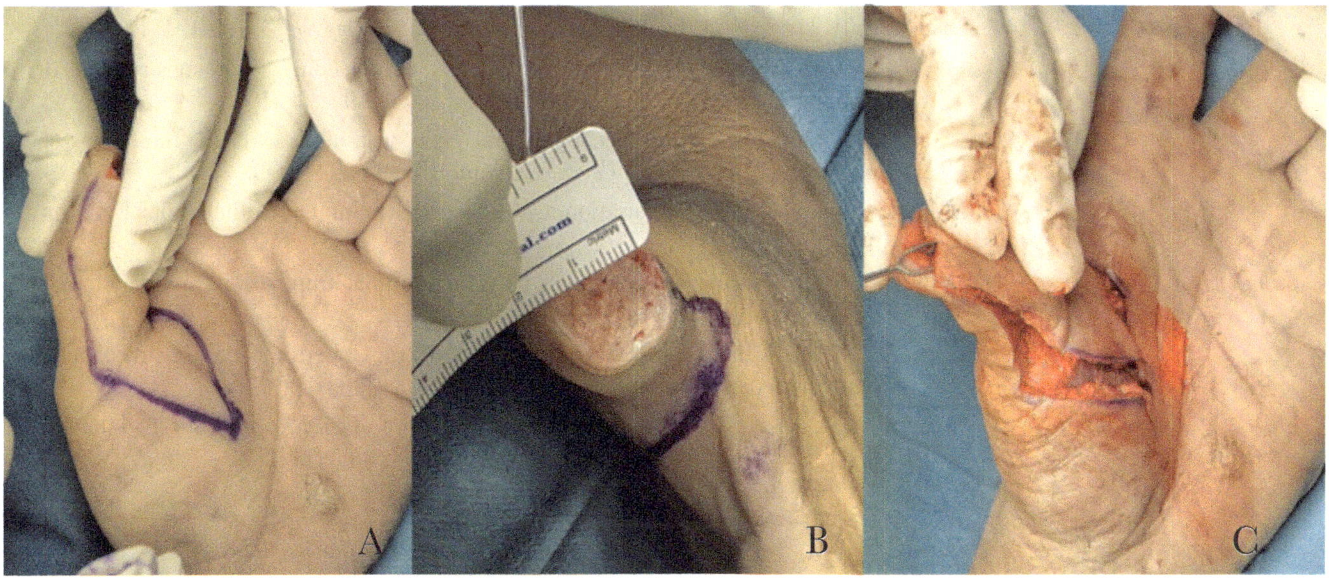

Figura 4: Caso clínico con su planificación (A-B), y el avance del colgajo posterior a su disección (C).

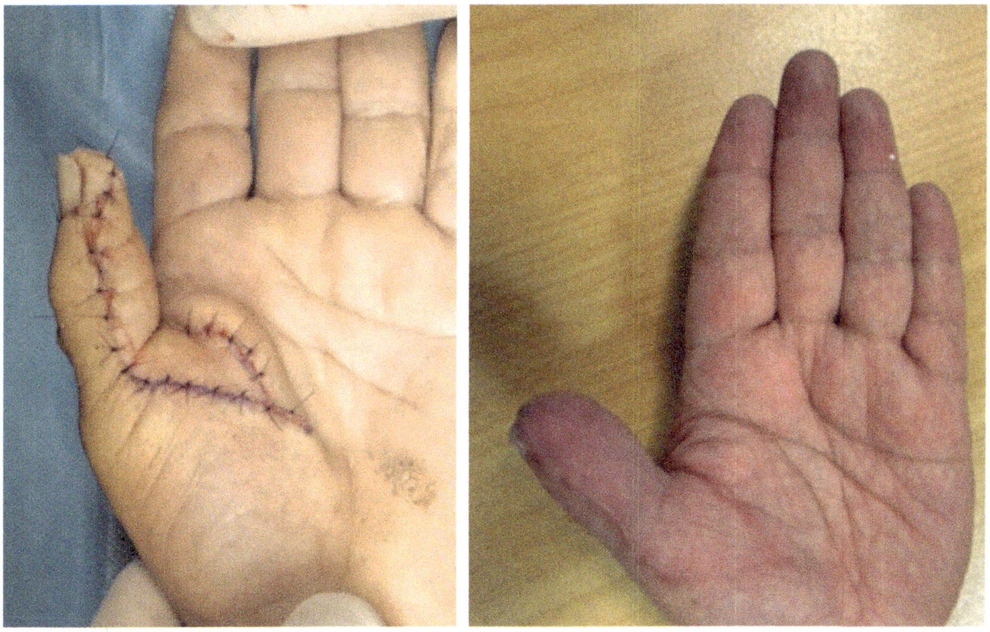

Figura 5: Resultado postop y posterior a la cicatrización completa del colgajo.

Bibliografía

Dellon A. L. The extended palmar advancement flap. *J Hand Surg 8*, 190-194 (1983).

Epping W. Der modifizierte Verschiebelappen nach Dellon zur Rekonstruktion der Daumenkuppe. *Operative Orthopädie Und Traumatologie* 4, 195-202 (1992).

Elliot D. & Wilson Y. V-Y advancement of the entire volasoft tissue of the thumb in distal reconstruction. *J Hand Surg Br European* Volume 18, 399-402 (1993).

Moberg & Erik. Aspects of Sensation in Reconstructive Surgery of the Upper Extremity. jbjs, 817-825.(1964).

O'Brien B. Neurovascular island pedicle flaps for terminal amputations and digital scars. *Brit J Plast Surg* 21, 258-261 (1968).

Pérez A., Gatica P., Breyer JM, Basauri T. y Vergara P. Cobertura cutánea con colgajo de avance palmar en V-Y del pulgar. Serie de casos. *Schot* (2021).

Ramírez A. R. & Gonzalez S. M. Arteries of the Thumb. *Plast Reconstr Surg* 129, 468e-476e (2012).

5.3. Colgajo "Cerf Volant"

Dr. Alfonso Pérez I.

5.3.1. Generalidades

Corresponde a un colgajo versátil que, si bien está descrito principalmente para la cobertura del dorso y pulpejo del pulgar, podría cubrir defectos del dorso de dedos y de la mano al alcance de su pedículo vascular.

En particular para el pulgar, permite otorgar una cobertura con piel sensible (si se incorpora la rama cutánea del nervio radial) y estable. Si bien la piel transferida puede parecer delgada inicialmente, en el tiempo se hipertrofia.

En algunos individuos con mayor pilosidad, transferir el dorso de la falange proximal al pulpejo podría ser una desventaja, en el largo plazo, y probablemente por la abrasión a la que es sometido la pilosidad tiende a disminuir.

Una consideración importante es que la zona dadora requiere ser injertada con piel total.

5.3.2. Anatomía aplicada

La piel del dorso de la primera falange del dedo índice está irrigada por las arterias intermetacarpianas dorsales (AIMD). La 1ª AIMD se origina en la arteria radial, aproximadamente donde se cruza con el tendón extensor largo del pulgar (vértice entre los metacarpianos 1 y 2). Mide entre 0,5 y 0,7 mm de diámetro, y discurre junto a sus venas satélites en íntimo contacto con la aponeurosis del 1er músculo interóseo dorsal. A nivel de la articulación metacarpofalángica y la falange proximal del dedo índice, forma una arborización cutánea. A nivel metacarpofalángico existen perforantes dorsopalmares desde los ejes arteriales palmares.

Existen variantes anatómicas del trayecto de la arteria intermetacarpiana; entre un 50-80% de los casos la ateria tiene un trayecto supraaponeurótico, en un 15-30% subaponeurótico y entre 5-10% es combinado (Figura 1).

La rama cutánea dorsal del nervio radial tiene un trayecto supra fascial y puede ser incluida junto al pedículo vascular para dar sensibilidad al colgajo si es que se diseca desde el margen ulnar (radial al tendón extensor).

Descripción:
- Primera descripción de colgajo basado en 1ª arteria intermetacarpiana dorsal por Hilgenfelt en 1963
- Modificado por Foucher en 1978 como un colgajo en isla neurocutáneo.

Irrigación: Colgajo en isla basado en la primera arteria intermetacarpiana dorsal, emite perforantes hacia la piel del dorso de la falange proximal del dedo índice, incluye una o dos venas dorsales.

Inervación: Ramas terminales del nervio radial.

Límite de cobertura: Defectos de hasta 40 x 20 mm (largo-ancho), usado de preferencia para dorso y pulpejo del pulgar.

Pedículo: Dependiendo del paciente 55 - 95 mm.

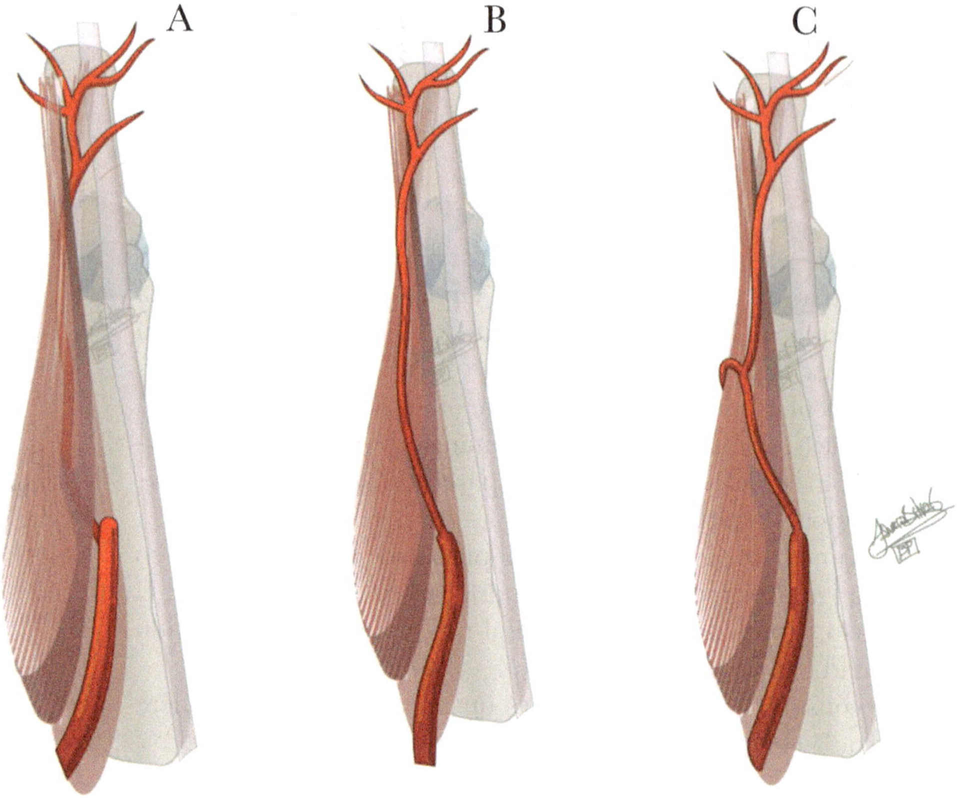

Figura 1: En un 15-30% la arteria es subaponeurótica (A), entre un 50-80% de los casos la ateria tiene un trayecto supraaponeurótico (B), y entre 5-10% es combinado (C).

5.3.3. Técnica quirúrgica

Se recomienda un bloqueo regional. Vaciamiento venoso solo por elevación aplicando isquemia con un torniquete en el brazo.

Al planificar el colgajo en la zona dadora se debe considerar el largo del pedículo vascular para que, al momento de movilizarlo, no haya tensión ni pedículos redundantes que puedan "acodarse".

Debe evitar tomarse distal al pliegue cutáneo de la articulación interfalángica del dorso del índice para evitar retracción. A proximal, la paleta cutánea se traza triangular incluyendo la articulación metacarpofalángica para proteger la perforante desde la 1ª arteria intermetacarpiana dorsal.

La incisión cutánea proximal se traza en S itálica dirigida al origen de la primera arteria intermetacarpiana dorsal en el vértice formado por el 1er y 2º metacarpiano.

Dadas las distintas variantes anatómicas, es recomendable comenzar la disección radial a cubital, incidiendo con bisturí la fascia del primer espacio en la línea que bisecta los ejes de 1er y 2º metacarpiano hasta el origen de la arteria en la arteria radial (3).

Se continúa con una disección roma subfacial sobre la musculatura del 1er interóseo dorsal hasta llegar a la inserción en el 2º metacarpiano. Generalmente en este punto se puede definir si el colgajo tiene un sistema de irrigación superficial, profundo a la fascia o mixto.

El borde radial del pedículo se inciende con bisturí siguiendo el contorno del 2° metacarpiano. En este punto se incluyen en el pedículo dos venas dorsales que se comuniquen con el colgajo y la rama cutánea dorsal del nervio radial. Para tener un pedículo más robusto se puede realizar una incisión en el dorso del 2° MTC incluyendo parte del periósteo de este. En este momento se diseca el plano subfascial en dirección al pulgar, comunicándose con la disección que se realizó desde el lado radial.

Lo ideal es no denudar el pedículo vascular manteniendo tejido fascial circundante y su relación con el nervio. Esto no solo evita el vasoespasmo del pedículo, sino que lo protege de torsión inadvertida.

Una vez delineado el pedículo se comienza la elevación de la paleta cutánea. Los bordes distales, medial y lateral se cortan con bisturí hasta el peritenon extensor, el vértice proximal se corta solo hasta la dermis, para mantener celular subcutáneo en el pedículo y proteger la rama perforante.

Una vez tallada la paleta cutánea se eleva, y de encontrarse una arteria comisural (conexión hacia la arteria digital), esta debe ligarse. Debe realizarse adecuada hemostasia con electrocoagulador bipolar de los bordes de la paleta cutánea.

Luego el colgajo se transfiere a la zona receptora, ya sea tunelizando en forma subcutánea, con la precaución para que el túnel sea amplio y no constriña el pedículo. Si hay dudas es mejor realizarlo a cielo abierto y decolar los bordes de colgajos para no comprimir el pedículo.

El cierre se realiza con sutura no reabsorbible 4 - 0 o 5 - 0. Se recomienda utilizar un drenaje tipo penrose en el trayecto del pedículo, sobre todo y si es que se tuneliza.

La zona dadora se cubre con injerto de piel parcial (habitualmente utilizamos la cara medial del antebrazo) suturado con sutura no reabsorbible 4 - 0 (Figura 2).

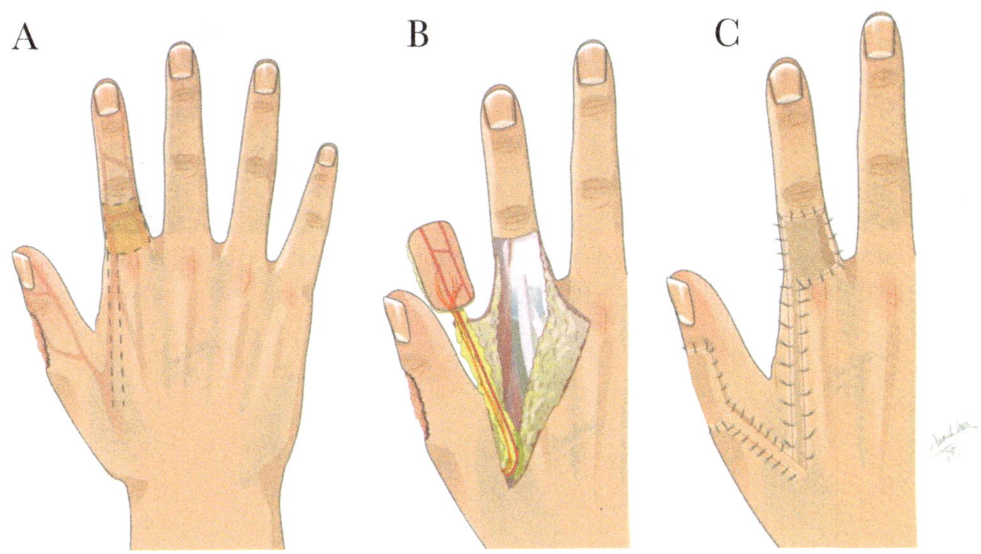

Figura 2: Ilustración del defecto de cobertura del dorso del pulgar (A), y la planificación y cobertura del defecto con la movilización del pedículo (B), este puede ser tunelizado o puede realizarse por medio de una incisión completa en el trayecto del eje vascular para evitar acodamiento; finalmente se injerta la zona dadora con piel parcial (C).

Habitualmente en este momento se suelta el torniquete (además lo removemos del brazo y procuramos que los campos no dificulten el retorno venoso). Si hay zonas con isquemia, se pueden remover puntos y reevaluar la tensión.

Para la curación utilizamos tul emparafinado. Gasas sin comprimir y un vendaje con bastante acolchado asegurando que no haya compresión, y se inmoviliza con una valva de yeso por palmar.

5.3.4. Cuidados posoperatorios

Recomendamos realizar la primera curación entre 24 - 36 horas para evitar que gasas hemáticas secas compriman el colgajo o su pedículo. Si se dejó un drenaje se retira a las 24 horas.

La inmovilización se mantiene hasta el retiro de puntos (aproximadamente a los 14 días). Luego se comienza con ejercicios de rango articular, entonces pueden realizarse masajes suaves, y eventualmente vendaje compresivo con vendaje tipo Coban (R) si este es muy prominente.

Si se incluyó la rama cutánea del nervio radial, los pacientes tienden a percibir el tacto del colgajo en la zona nativa del colgajo (dorso del dedo índice) por varios meses, aunque en el largo plazo logran integrar el pulgar (referencia).

5.3.5. Caso clínico

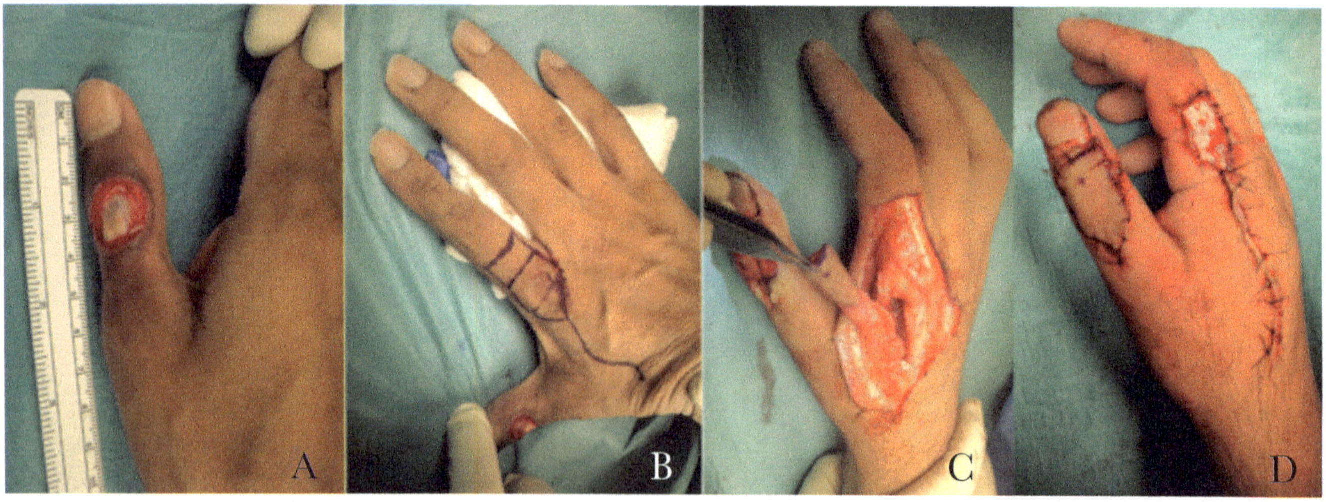

Figura 3: Caso clínico de un defecto de cobertura del pulgar y la planificación del colgajo (A-B), la disección del pedículo vascular listo para la tunelización y la cobertura final con el injerto de piel en la zona dadora (C-D).

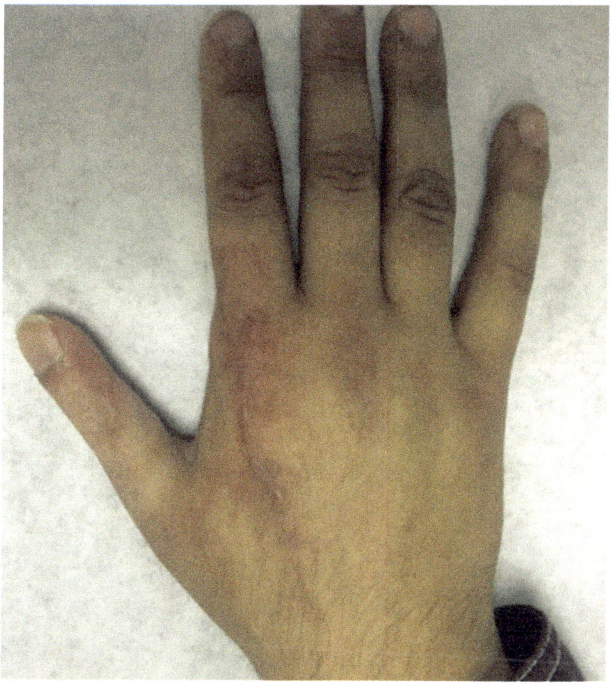

Figura 4: Resultado estético de la cobertura.

5.3.6. Resultados

Desde el punto de vista vascular es un colgajo confiable, logrando D2P estática entre 10 - 14 mm a los 12 meses, presentando la mayoría una orientación cortical al pulgar (4).

En nuestra experiencia, el colgajo se ha utilizado principalmente para defectos de cobertura dorsal del pulgar o cuando hay defectos de cobertura palmares de más de 20 mm de longitud. Las complicaciones vistas han sido menores, hay casos aislados de epidermiolisis superficial que se ha logrado resolverlos con curaciones seriadas, al igual que infecciones superficiales que han respondido satisfactoriamente con antibióticos locales (Figura 4).

Bibliografía

Delikonstantinou IP, Gravvanis AI, Dimitriou V, Zogogiannis I, Douma A, Tsoutsos DA. Foucher First Dorsal Metacarpal Artery Flap Versus Littler Heterodigital Neurovascular Flap in Resurfacing Thum.

Foucher G, Braun J, Merle M, Sibilly A. The "skin kite flap" (author's transl). *Ann Chir.* 1978; 32(9): 593-6.

Foucher G, Braun JB. A New Island Flap Transfer from the Dorsum of the Index to the Thumb: *Plastic and Reconstructive Surgery.* 1979 Mar; 63(3): 344-9.

Marx A, Preisser P, Peek A, Partecke BD. Anatomie der dorsalen Mittelhandarterien - Anatomische Untersuchung und Literaturübersicht. *Handchir Mikrochir plast Chir.* 2001 Mar; 33(2): 77-82.

CAPÍTULO 6

Cobertura de palma y dorso de la mano

6.1. Defectos de cobertura de palma y dorso de la mano

Dra. Pamela Vergara G.

El enfrentamiento de los defectos de cobertura del dorso y palma de la mano es complejo pues involucra la consideración de diversos factores, cuya prioridad puede ser diferente en cada paciente, dependiendo de los requerimientos funcionales y estéticos que tengan. Respecto a este último punto, los estudios más recientes apuntan a que la apariencia y estética de la mano impactan en el bienestar físico y psicológico de los pacientes, pasando a ser un punto fundamental a considerar en la toma de decisiones.

La pérdida de cobertura en la palma y en el dorso de la mano puede ser el resultado de traumas complejos, infección o resecciones tumorales, entre otras. Independientemente de su origen, en la mayoría de los casos el enfrentamiento y la planificación de la reconstrucción parte con un desbridamiento inicial. Este último es clave y por lo mismo debería ser realizado, o al menos supervisado, por un cirujano con experiencia que pueda evaluar el grado de contaminación y la vitalidad de los tejidos remanentes. Una vez realizado el desbridamiento es necesario evaluar: la ubicación, extensión y profundidad de la lesión, al igual que el compromiso de otras estructuras o lesiones asociadas y, basado en esto, planificar la futura cobertura.

Respecto a la ubicación es importante reconocer las diferencias y requisitos que tiene la piel del dorso v/s la palma de la mano al momento de planificar su reconstrucción. La piel del dorso de la mano es delgada, laxa y con folículos pilosos, lo cual facilita su movilidad y deslizamiento sobre las estructuras subyacentes. Por otra parte, la piel de la palma se caracteriza por ser una piel más gruesa, firme y sin folículos pilosos, todo lo cual la hace más apta para el apoyo y/o compresión.

Respecto a la extensión, más que definir su tamaño basada en mediciones objetivas, la idea es categorizar los defectos en pequeños, medianos y grandes. Es así como ante defectos pequeños del dorso probablemente consideraremos el uso de colgajos rotacionales o locales aprovechando la laxitud de la piel circundante. En el caso de defectos pequeños en la palma, privilegiamos el uso de cicatrización por segunda intención e injertos de piel, algunas veces complementados con el uso de matriz dérmica.

Ante defectos de cobertura medianos y grandes comenzamos a considerar el uso de colgajos pediculados, y ante defectos mayores o con daño de las zonas dadoras, también tiene un rol el uso de colgajos libres.

Respecto al momento para realizar la cobertura, como la mayoría de estas lesiones está en el contexto de traumas complejos, utilizamos el primer acto quirúrgico de urgencia para realizar el desbridamiento y el manejo de las principales lesiones óseas y tendinosas asociadas. Generalmente diferimos la cobertura definitiva, por un plazo acotado, mediante el uso de VAC®, para poder planificar y evaluar adecuadamente dentro de las opciones posibles.

El objetivo de este capítulo es abordar las alternativas de cobertura que habitualmente se consideran para defectos medianos y grandes del dorso y palma de la mano.

Bibliografía

Merle M., Dautel G., Racca M. *Cirugía de la mano: Urgencias*. 4ª edición, ciudad autónoma de Buenos Aires: *Journal*, 2017. ISBN 978-987-3954-31-3.

Tubiana R. Functional Anatomy: functional cutaneous units. In: Tubiana R, Thomine JM, Mackin E, editors. *Examination of the hand and wrist.* 2nd edition. London: Martin Dunitz; 1996, pp. 145-6.

6.2. Colgajo interóseo posterior

Dr. Juan Manuel Breyer D.

Descripción: Descrito por Zancolli y Angrigiani en 1985 como colgajo pediculado fasciocutáneo del dorso de antebrazo.

Irrigación: Perforantes de la arteria interósea posterior.

Inervación:

Pedículo: 8 - 10 cm de longitud (de acuerdo con el tamaño de la isla cutánea).

Límite de cobertura: 7 x 10 cm (máximo 10 x 16 cm).

6.2.1. Generalidades

Colgajo pediculado fasciocutáneo del dorso del antebrazo descrito por Zancolli y Angrigiani en 1985, el cual se utiliza habitualmente para la cobertura del dorso de la mano y para algunos defectos volares. También puede ser usado para cobertura de lesión en el codo, tomado en el antebrazo distal y con flujo anterógrado. Una de sus grandes ventajas es que no sacrifica un eje vascular mayor (a diferencia del colgajo chino) y que posee un pedículo largo, que permite avances significativos. Algunas limitaciones son su tamaño algo reducido y que su elevación es de mayor complejidad que otros colgajos pediculados.

6.2.2. Anatomía aplicada

Este colgajo es un colgajo de perforantes de la arteria interósea posterior (IOP) de flujo reverso, a través de la comunicación con la arteria interósea anterior, ubicada a 2 cm proximales a la articulación radio cubital distal. Se ha descrito la ausencia de esta anastomosis en hasta un 7% de los casos, aunque para varios autores estaría sobrestimado y sería prácticamente constante.

La arteria interósea posterior se origina de la arteria interósea común (rama de la arteria cubital) en el antebrazo proximal anterior. Penetra en el borde proximal de la membrana interósea, para acceder a la región posterior distal al músculo supinador (7,5 – 9,5 cm distal al epicóndilo), junto al nervio radial. En el antebrazo posterior, la arteria discurre en la profundidad de la musculatura, superficial a la membrana interósea y ya en el tercio distal adosada al periostio del cúbito, en el seno del tabique intermuscular entre el 5° y 6° compartimento extensor.

Las perforantes de la arteria IOP son del tipo septocutáneas y emergen de esta en todo su trayecto. En el tercio proximal cerca de su emergencia se encuentra la primera perforante (habitualmente de un buen diámetro), la que frecuentemente no se incluye en el colgajo por ser de difícil disección debido a la relación con el nervio IOP. En el tercio medio se encontrarán 1 a 2 perforantes, que son la base de este colgajo pediculado distal. Ya en el tercio distal, existe un mayor número de pequeñas perforantes, 6 - 8, pero que habitualmente no se incluyen en la isla cutánea.

Este colgajo se utiliza habitualmente para cubrir defectos del dorso de la mano, con tamaños frecuentemente de 7 x 10 cm, pudiendo alcanzar tamaños mayores (10 x 16 cm) de la mayor parte del antebrazo centrado en el radio y hasta 3 cm distal al pliegue del codo.

6.2.3. Técnica quirúrgica

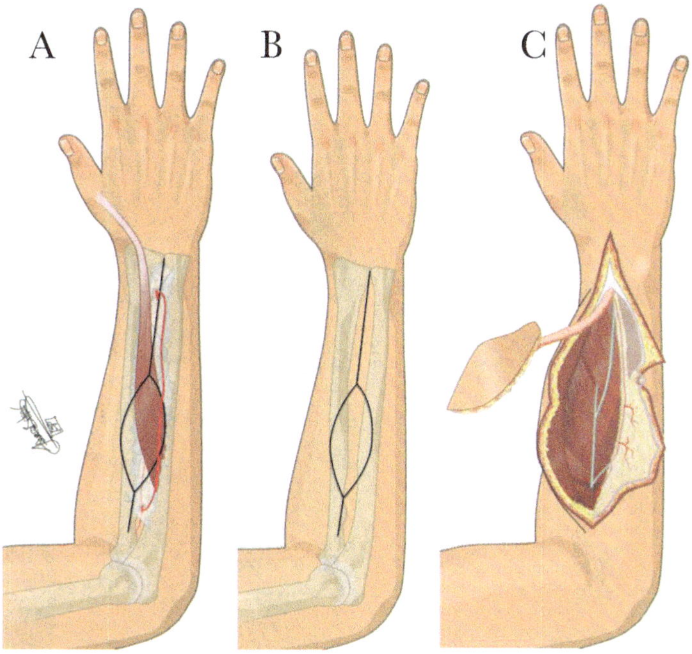

Figura 1: Ilustración de la planificación del colgajo en relación con la arteria interósea posterior (A), en la piel se dibuja una línea que va desde el epicóndilo lateral hasta la articulación radiocubital distal (B), posterior a la sección y ligadura de la arteria a proximal se levanta el colgajo y se completa la disección hasta lograr una adecuada liberación del pedículo (C).

Se utiliza isquemia de la extremidad por elevación o solo un suave vaciamiento. Se dibujará el eje vascular en el dorso del antebrazo, el cual sigue una línea entre el epicóndilo con la articulación RCD. A proximal en el tercio medio-proximal del antebrazo se divisará la isla cutánea.

Se recomienda iniciar la disección a distal, para una rápida confirmación de la arteria, dado que es más simple la identificación del tabique del 5° - 6° compartimento. Una vez abierto el techo del 5° y 6° compartimento, se explorará la base del tabique para la identificación de la arteria IOP y sus perforantes, las que son visibles de manera más clara desde el lado radial del tabique.

Identificado el eje vascular a distal, se procederá con la disección proximal del tabique e isla cutánea, inicialmente por el borde radial, identificando las perforantes que serán incluidas en la isla cutánea. A proximal se identificará el nervio IOP, debiendo tener la precaución de no dañar algunas de sus ramas proximales. Definidas y aseguradas las perforantes que llegan a la isla cutánea, se realizará la disección del borde cubital de la isla, se seccionará la arteria IOP a proximal y se comenzará con la elevación de la arteria y colgajo.

A nivel del antebrazo distal se buscará disecar el pedículo lo más distal posible para aumentar así el largo de este, hasta la proximidad de la articulación RCD. No es necesario llegar a visualizar la anastomosis con la arteria anterior, minimizando así un posible daño de esta.

Para la cobertura de defectos dorsales de la mano es frecuente tener que atravesar zona de piel sana, la que podrá ser tunelizada o abierta. En general preferimos esta última opción, para asegurar la apertura amplia y una adecuada hemostasia, para prevenir así futuras compresiones del pedículo por hematomas o tejidos blandos, que comprometen principalmente el sistema venosos del pedículo (Figuras 1 - 2).

La zona dadora podrá ser cerrada en forma primaria en defecto de hasta 6 - 8 cm. Defectos mayores deberán ser injertados (Figura 3).

6.2.4. Cuidados posoperatorios

Se deberá mantener la extremidad elevada para evitar la congestión vascular. Se recomienda utilizar una valva antebraquiopalmar con muñeca en extensión de 30°, para evitar la flexión de muñeca y la elongación del pedículo.

6.2.5. Caso clínico

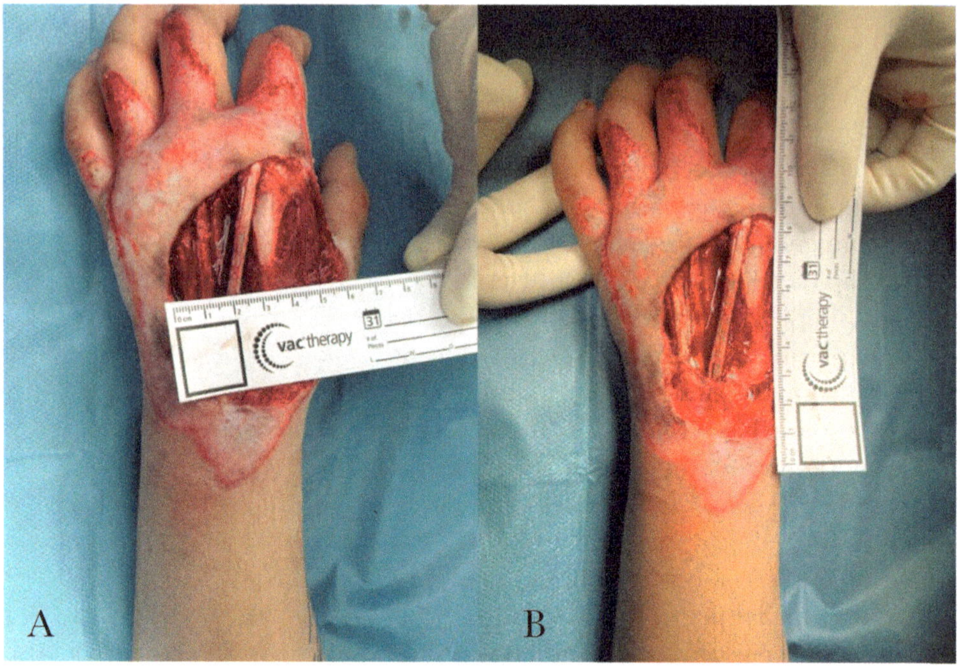

Figura 2: Caso clínico de un defecto de cobertura por quemadura en dorso de mano con exposición tendinosa y ósea.

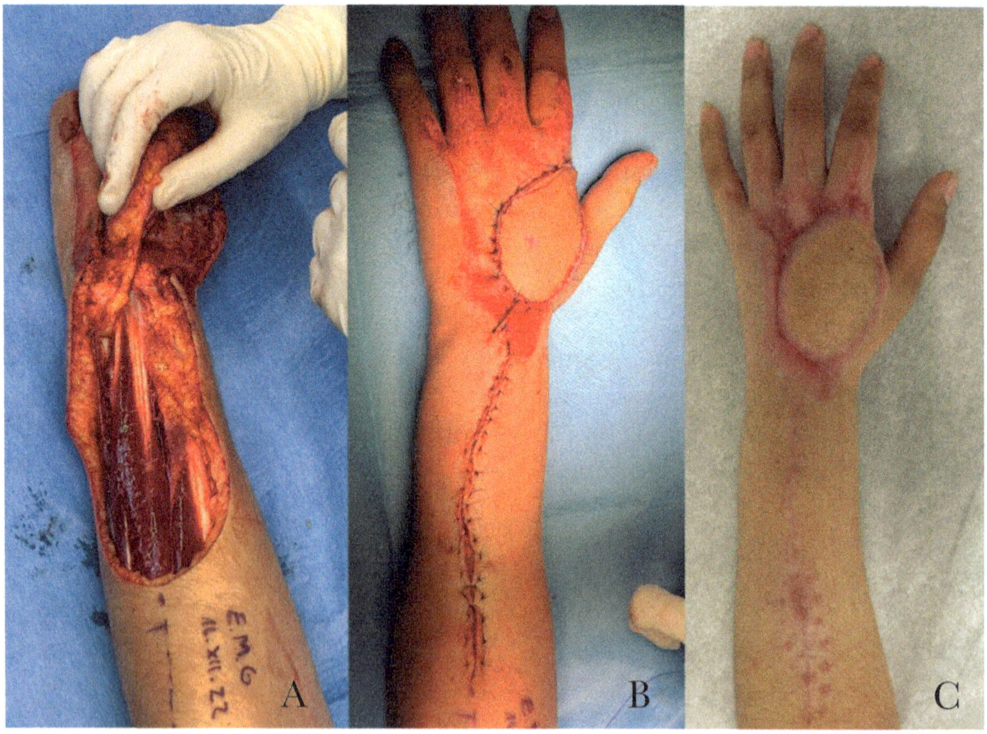

Figura 3: Disección del pedículo (A), y cobertura del defecto con su resultado final 3 meses posoperatorio (B-C).

6.2.6. Resultados

En términos generales se describen resultados muy positivos, con una baja incidencia de complicaciones tanto en la zona donante como en la receptora, destacando la excepcionalidad de la necrosis del colgajo. Según nuestra revisión de 50 pacientes en un periodo de 10 años, alcanzamos un éxito del 88%, logrando una adecuada cobertura sin complicaciones significativas. Se registraron dos casos de necrosis parcial del colgajo y cuatro casos de necrosis total. Es importante señalar que esta serie de casos corresponde a la primera experiencia del equipo hasta el año 2010. Creemos que la constancia y la curva de aprendizaje son elementos cruciales para el éxito de este tipo de colgajo.

En cuanto a las complicaciones más comunes, se observa con mayor frecuencia la congestión venosa y la necrosis parcial en el extremo del colgajo, esto en relación con la sobreexigencia del límite distal del colgajo. Estas situaciones suelen abordarse mediante cierre por segunda intención o mediante el uso de injerto dermoepidérmico.

Bibliografía

Cavadas PC, Thione A., Rubí C. The Simplified Posterior Interosseous Flap. *J Hand Surg Am.* 2016 Sep; 41(9): e303-7.

Cavadas PC, Thione A, Rubí C. The Simplified Posterior Interosseous Flap. *J Hand Surg Am.* 2016 Sep; 41(9): e303-7. doi: 10.1016/j.jhsa.2016.04.010. Epub 2016 May 10. PMID: 27178875.

Lai-Jin Lu, Xu Gong, Xin-Min Lu, Ke-Li Wang. The reverse posterior interosseous flap and its composite flap: experience with 201 flaps. *J Plast Reconstr Aesthet Surg.* 2007; 60(8): 876-82.

Zancolli EA, Angrigiani C. Posterior interosseous island forearm flap. *J Hand Surg Br* 1988 May; 13(2): 130-5.

6.3. Colgajo radial antebraquial o colgajo "chino"

DRA. LORENA PARRA BENAVENTE

Descripción:
- Descrito inicialmente como colgajo libre por Yang Goufan en China (1978).
- Posteriormente descrito como colgajo pediculado a flujo anterógrado o retrógrado y popularizado como colgajo Chino.

Variaciones:
- Colgajo de perforantes: antecubital (Lamberty y Cormack); perforantes proximales de arteria radial (Tiengo); perforantes distales de arteria radial (Zhang).
- Puede ser diseñado como colgajo compuesto: tendones; hueso; adipofascial.

Irrigación:
- Flujo anterógrado por la arteria radial.
- Flujo retrógrado desde el arco palmar a la arteria radial.

Inervación: Nervio cutáneo antebraquial medial y lateral.

Cobertura:
- En forma anterógrada permite cobertura alrededor del codo.
- En forma retrógrada permite cobertura a la mano y muñeca: amputaciones, reconstrucción de pulgar, contracturas del primer espacio o de la palma de la mano, entre otras.

6.3.1. Generalidades

El colgajo pediculado radial es un colgajo fascio-cutáneo basado en la arteria radial, tomado del aspecto anterior del antebrazo, muy útil y versátil. Desarrollado inicialmente como colgajo libre en 1978 por Yang Goufan en China, posteriormente descrito como colgajo pediculado a flujo anterógrado o retrógrado. En 1979 Foucher y Braun reportaron la movilización de la arteria radial en la tabaquera anatómica, pasando bajo los tendones extensores del pulgar, lo que permite al colgajo llegar al pulpejo y a la región más distal de los dedos largos.

El colgajo radial de flujo reverso puede ser utilizado para reconstrucción de defectos de la palma o superficie extensora de la muñeca y mano. El colgajo a flujo anterógrado puede ser utilizado para cobertura de defectos alrededor del codo. El colgajo radial libre tiene múltiples aplicaciones en cirugía de cabeza y cuello. También puede ser utilizado como colgajo compuesto incluyendo hueso del radio, tendón, nervio e incluso el músculo braquiorradialis.

Respecto a las contraindicaciones, no existe límite de edad o tiempo para la realización de este colgajo, la principal contraindicación es la ausencia de desarrollo de la arteria radial o lesión del arco palmar superficial o profundo, así como también la ausencia de conexión entre las arterias radial y cubital.

Las ventajas del colgajo chino con pedículo distal son numerosas. Permite realizar la cobertura de pérdidas de sustancia extensas de la mano en un solo tiempo quirúrgico, puede permitir la toma de colgajos compuestos cutaneotendinosos u osteocutáneos. Su color es adecuado para la cobertura de la mano y la elasticidad de la piel se adapta a la cobertura de la cara dorsal y palmar de la mano, aunque esta última resulta una solución imperfecta ya que se mantiene un grado de movilidad del revestimiento aportado. Una de las principales ventajas de este colgajo es su fiabilidad, ya que la constancia de su anatomía hace que la técnica sea fácilmente reproducible. Sin embargo los inconvenientes, el sacrificio inevitable de la arteria radial y el problema del sitio dador han hecho reducir su indicación en la práctica, a favor de otro tipo de colgajos.

6.3.2. Anatomía vascular relevante

La arteria radial nace de la arteria braquial en el pliegue de flexión del codo. En su tercio proximal se encuentra profunda, entre el supinador largo y el pronador redondo. Al avanzar en su trayecto se hace más superficial y se ubica en el canal del pulso en el tercio distal del antebrazo; posteriormente contornea el borde radial de la muñeca y transcurre bajo los primeros compartimientos extensores dorsales hasta llegar a la parte proximal del primer espacio interóseo. A continuación alcanza el plano vascular palmar y se anastomosa de manera bastante constante con la arteria cubital a través del arco palmar profundo. Lo anterior puede ser confirmado de manera preoperatoria mediante el test de Allen y/o mediante el uso de estudio Doppler. El uso de exámenes vasculares más invasivos, como angiografía o angio TC, suele ser innecesario en la mayoría de los casos. En disecciones anatómicas en 650 brazos cadavéricos, solo el 3,2% tenía ausencia de comunicación entre arteria radial y cubital, y un 3% tenía un arco palmar incompleto.

Desde la arteria radial surgen múltiples perforantes, descritas entre 15 a 25 a lo largo de la superficie flexora del antebrazo, siendo estas más abundantes en el tercio distal del antebrazo. Las ramas que suplen la piel están contenidas en el septo intermuscular entre el braquiorradialis y el flexor carpirradialis.

Pese a que el número de arteriolas es variable, existen tres ramas principales que son constantes:

a) Rama proximal que surge cerca del origen de la arteria radial o a veces de la arteria radial recurrente. Vasculariza un territorio cutáneo amplio localizado en el aspecto anterolateral de la mitad proximal del antebrazo.
b) Una rama de curso medio que surge 7 a 8 cm proximal al estiloides radial.
c) Una rama distal que surge 2 cm proximal al estiloides radial y transcurre bajo el pronador cuadrado que suple la región metafisiaria del radio, que puede ser incluido en el colgajo (Figura 1).

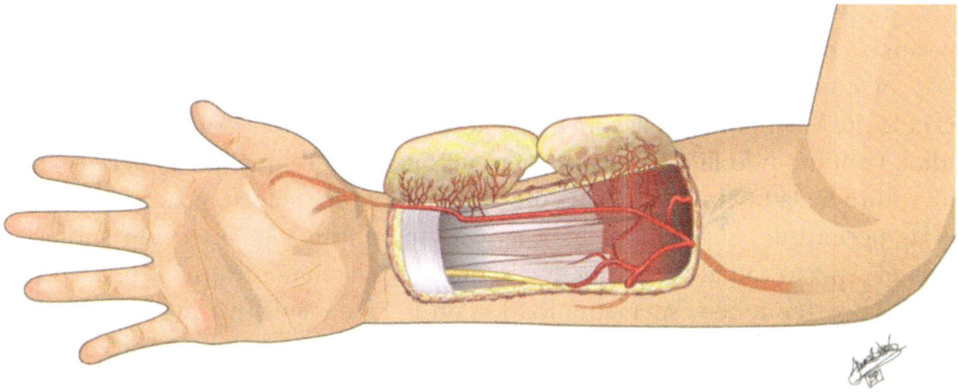

Figura 1: Ilustración de la irrigación de la arteria radial.

El retorno venoso está asegurado gracias a la vena concomitante que tiene un diámetro mayor a 1 mm cerca del codo, y a través de conexiones entre la vena cefálica y el plexo venoso profundo del antebrazo.

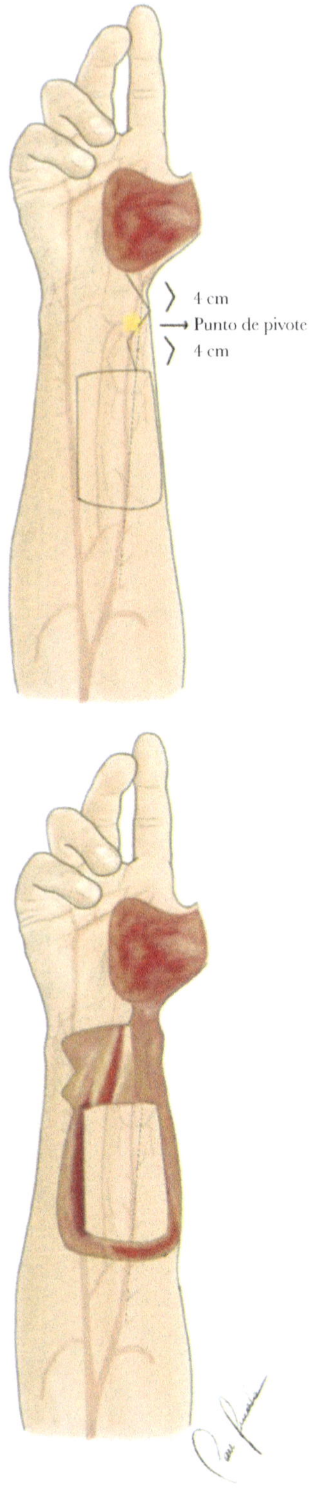

Figura 2: Ilustración de la planificacion del colgajo con su limite para la diseccion y el punto de pivote (A-B).

En teoría, toda la piel del antebrazo puede ser levantada suplida por la arteria radial. Pero, en la práctica, los límites de este colgajo están dados por el borde de la ulna por medial y la línea media del aspecto dorsal del antebrazo, incluyendo toda la piel volar, extendiéndose a proximal hasta la fosa antecubital.

6.3.3. Técnica quirúrgica

El paciente es posicionado en decúbito supino con la extremidad abducida en una mesa lateral. Anestesia regional y/o general e isquemia por elevación para permitir la correcta visualización de los vasos. Debe utilizarse magnificación con lupas, la visión bajo microscopio solo estaría indicada si se trata de un colgajo libre que requiere microanastomosis.

El Test de Allen debe realizarse antes del procedimiento quirúrgico para evaluar la viabilidad de la conexión con la arteria ulnar.

Se traza el eje de la arteria radial sobre la piel: desde el pliegue del codo al canal del pulso a nivel de la muñeca. Posteriormente se define el punto de pivote del colgajo. Para colgajos de flujo retrógrado el punto de pivote más frecuente suele estar en relación con la estiloides radial. En caso de requerir pedículos más largos se podría realizar la técnica de descruzamiento descrita por Foucher, en la cual el punto de pivote se marca en el ápex del primer espacio interóseo.

Se procede a medir las dimensiones del defecto a cubrir. Se mide la distancia desde el margen más proximal y radial del defecto hasta el punto de pivote establecido. Luego se refleja esa misma distancia desde el punto de pivote hacia proximal, zona desde la cual se comienza a tallar la paleta cutánea de acuerdo con las dimensiones tomadas del defecto y teniendo como referencia que el eje de la arteria radial debe quedar idealmente en la unión de los dos tercios cubitales con el tercio radial del colgajo (Figura 2).

Lo anterior busca privilegiar la piel más delgada y menos pilosa de la cara volar del antebrazo.

Se parte la incisión del colgajo desde distal, para exponer la arteria radial y sus venas concomitantes entre el braquiorradialis (BR) y el flexor carpirradialis (FCR). Se continúa la disección hacia proximal, partiendo por el margen radial del colgajo. Se abre la fascia sobre el braquiorradialis y se retrae el mismo hacia radial, continuando la disección subfascial hacia el tabique. Se sugiere realizar una sutura de la fascia a la paleta cutánea para evitar el efecto cizallante y lesión de las perforantes septocutáneas mientras se continúa la disección subfascial hacia el aspecto radial del paquete vascular que se encuentra más en la profundidad. Hay que tener especial cuidado con la rama sensitiva del nervio radial que estará emergiendo en el borde medial del músculo BR al momento de hacer la retracción del mismo Hacia proximal se podrá identificar el nervio cutáneo antebraquial lateral, el cual se podría incluir en el colgajo si se busca dar sensibilidad. También es posible identificar el músculo *palmaris longus*, el cual puede ser cosechado como un tendón vascularizado o bien excluirlo de la toma. Las venas superficiales que cruzan el colgajo son ligadas, al igual que la vena cefálica en su segmento más proximal.

Luego se realiza la disección por el borde ulnar del colgajo, similar a lo anterior, pero retrayendo el FCR hacia ulnar e intentando hacer la disección hacia el tabique en un sentido vertical, por el borde ulnar del paquete vascular. Se trabaja la elevación del colgajo por ambos lados del paquete, coagulando y ligando las perforantes musculares y teniendo especial cuidado en mantener y preservar el fino tabique con las perforantes que conectan la arteria radial, que se profundiza a medida que continuamos la disección hacia proximal, y la paleta cutánea. Una vez que la disección del colgajo está completa se debe aplicar un clamp vascular a la arteria radial proximal y liberar la isquemia, lo que permitirá evaluar la vascularidad tanto del colgajo como de la mano. Una vez realizado, se puede volver a inflar el manguito de isquemia, ligar el pedículo vascular a proximal, seccionarlo a distal y continuar con la elevación de la arteria radial y el colgajo desde proximal a distal, ligando o coagulando las ramas musculares y óseas que se puedan identificar hasta llegar al punto de pivote en la estiloides radial.

Para llevar el colgajo al sitio receptor, este se puede tunelizar, cuidando de realizar un paso holgado que evite la rotación o compresión del pedículo, y con una adecuada hemostasia. La opción más segura o ante la duda, es conectar ambas incisiones, la del colgajo y el defecto a cubrir, permitiendo así la visualización directa del pedículo, evitando zonas de acodamiento o compresión y luego permitiendo un cierre sin tensión. El colgajo se fija con puntos simples. Se puede utilizar un penrose o drenaje blando para evitar las formaciones de hematoma que puedan comprimir el pedículo.

Para el manejo de la zona dadora habitualmente se requiere un injerto dermoepidérmico tomado de la cara anterior del muslo. Preferiblemente se intenta reducir el tamaño del defecto a través de suturas a la musculatura subyacente o suturas provisorias entre los márgenes cutáneos del defecto. El injerto se sutura con puntos separados cuidando la hemostasia para evitar hematomas que puedan llevar a la pérdida de este.

En el caso de colgajo radial a pedículo proximal (anterógrado), se utiliza una técnica similar; en este caso se marca la paleta cutánea en el tercio distal del antebrazo, una pequeña incisión distal se realiza para el control de la arteria radial distal. Se hace una incisión en el eje de la arteria radial proximal a la paleta cutánea y se realiza su disección, desde distal a proximal, hasta su origen en la arteria braquial, ligando la arteria radial distal.

6.3.4. Cuidado posoperatorio

El paciente debe quedar hospitalizado para monitoreo con el brazo en alto. Se maneja con vendajes abultados, con una ventana que permita monitorizar la viabilidad del colgajo.

6.3.5. Complicaciones

Las complicaciones posoperatorias del colgajo incluyen edema de este, injerto de piel inestable, edema distal de mano, lesión de la rama sensitiva del nervio radial.

El edema del colgajo habitualmente está asociado a lesión del antebrazo o trastornos de la circulación venosa.

La falla del injerto ocurre habitualmente cuando se coloca sobre los tendones, particularmente el FCR.

El aspecto de la zona dadora muchas veces es poco cosmético y muy notorio, el colgajo puede ser voluminoso y contener vello visible.

Aunque existen estudios comparativos que demuestran una disminución de 2,5% en la temperatura de la extremidad, la intolerancia al frío habitualmente es transitoria.

6.3.6. Resultados

Una serie de 67 casos de colgajo radial reportada por Jones *et al.*, demostró la cicatrización del colgajo en el 95% de los casos. Solo hubo una dehiscencia de colgajo, 2 pérdidas parciales y pérdida completa en un caso realizado como colgajo libre. Ningún paciente tuvo intolerancia al frío o disestesias.

Otro reporte similar de Yajima describió el resultado de 37 pacientes tratados con colgajo radial a pedículo distal. Todos los colgajos sobrevivieron. Hubo 5 complicaciones en zona dadora y 3 pacientes con intolerancia al frío.

6.3.7. Caso Clínico

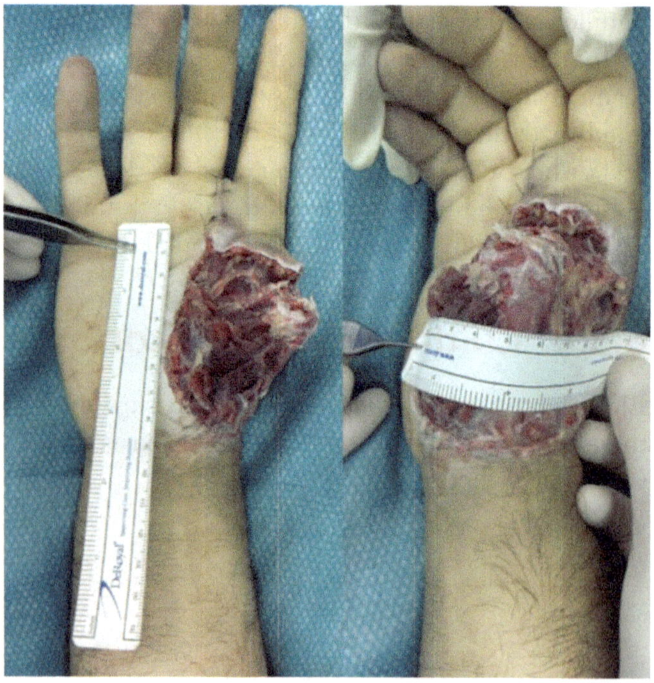

Figura 3: Caso clínico de defecto de cobertura por una amputación completa de pulgar en el que se planifica un colgajo chino.

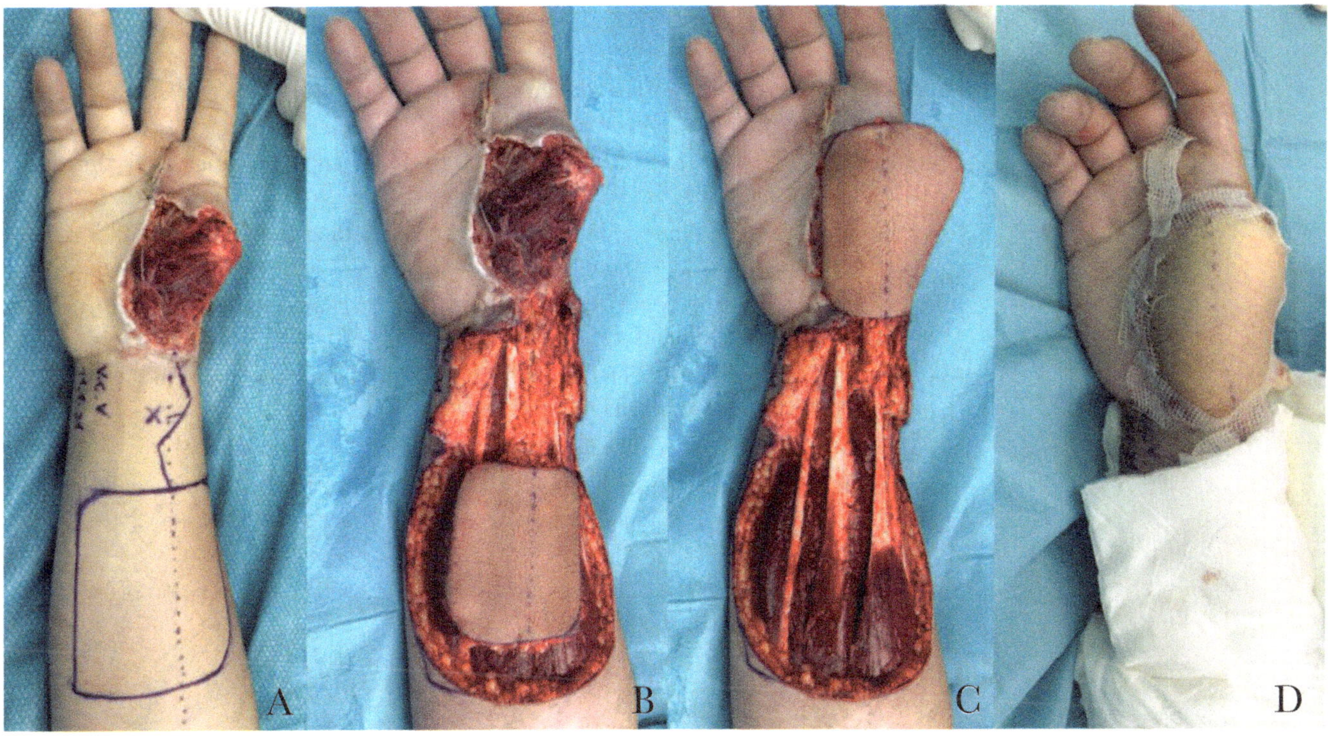

Figura 4: Planificación del colgajo, punto de pivote y disección del pedículo (A-B), rotación y cobertura final (C-D).

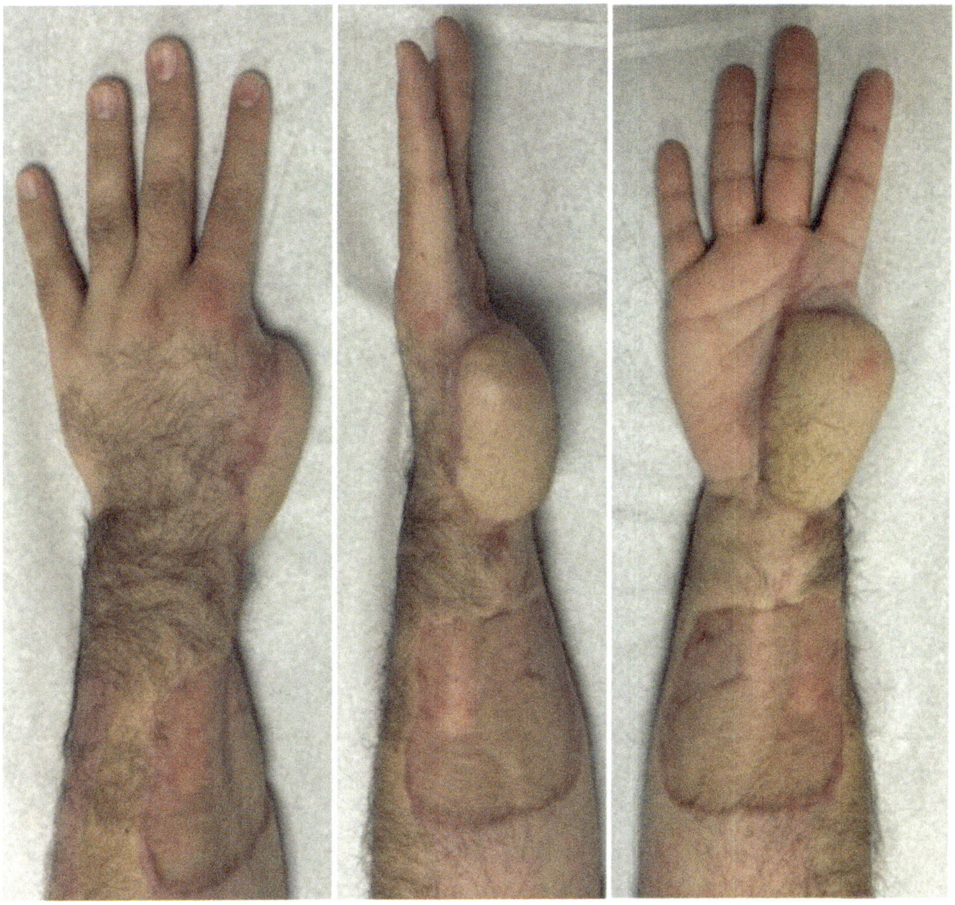

Figura 5: Resultado final de la cobertura del colgajo 3 meses posoperatorio.

Bibliografía

Foucher G, Braun JB. A new island flap transfer from the dorsum of the index to the thumb. *Plast Reconstr Surg* 1979; 63(3): 344-349.

Foucher G, Van Genechten F, Merle M, Michon JA. Compound radial artery forearm flap. *Br J Plast Surg* 1984; 37: 139-148.

Jones BM, O'Brien CJ: Acute ischemia of the hand resulting from elevation of a radial forearm flap. *Br J Plast Surg* 1985; 32: 396-397.

Jones NF, Jarrahy R, Kaufmann MR. Pedicled and free radial forearm flaps for reconstruction of the elbow, wrist and hand. *Plast Reconstr Surg* 2008; 121(3): 887-898.

Masquelet AC, Romaña MC. The blood supply of the skin of the limbs and its surgical applications. *Fr J Orth Surg* 1989; 4: 566.

Song R, Gao Y, Song Y, Yu Y. The forearm flap. *Clin Plast Surg* 1982; 9(1): 21-26.

Yajima H, Kobata Y, Kawamura K, Shigematsu K, Kawate K, Tamai S. Radial forearm flaps for reconstruction in hand surgery. *Scand J Plast Reconstr Surg Hand Surg* 2004; 38(2): 112-117.

Yang GF, Chen PJ, Gao YZ *et al.* Forearm free skin flap transplantation: a report of 56 cases. 1981. *Br J Plast Surg* 1997; 50(3):162-165.

6.4. Colgajo desepidermizado dorsal de antebrazo (colgajo adipofascial dorsal de antebrazo)

Dr. Alfonso Pérez I.

6.4.1. Generalidades

Es un colgajo relativamente simple, permite cobertura de defectos del dorso de la mano con exposición ósea, nerviosa o tendinosa, permitiendo cubrir hasta la base de las falanges proximales con un buen plano de deslizamiento, pero requiere de un injerto dermoepidérmico sobre la fascia.

La disección es más sencilla que en otros colgajos axiales de antebrazo como el interóseo posterior, o aquellos que sacrifican un eje vascular principal del antebrazo.

En general tienen una adecuada apariencia estética y escasa morbilidad, incluso en pacientes más frágiles, como los adultos mayores(3).

Descripción:
- Descrito por Lai en 1991 como un colgajo de rotación adipofascial dorsal del antebrazo para cobertura del dorso de la mano, limitándose la longitud al ancho del colgajo por su aparente patrón aleatorio de irrigación.
- Modificado por Kin en 2014, donde el centro es el pedículo del colgajo en las perforantes de la arteria interósea posterior para poder extender la indicación de cobertura.

Irrigación: Patrón aleatorio, perforantes dependientes de la arteria interósea posterior.

Inervación: -

Límite de cobertura: Cubre defecto del dorso de la mano hasta el nivel metacarpofalángico.

6.4.2. Anatomía aplicada

El tejido fasciosubcutáneo del antebrazo consiste de dos capas, el tejido subcutáneo y la fascia, siendo sus límites la dermis y los vientres musculares.

El tejido subcutáneo es la capa superficial de tejido conectivo laxo y graso inmediatamente bajo la piel, conteniendo venas cutáneas y nervios. La perfusión en el dorso del antebrazo depende de una rica red arterial que se origina en la arteria interósea posterior. Sus perforantes penetran la fascia y corren longitudinalmente con numerosas anastomosis transversas en el tejido subcutáneo(2).

La fascia es la capa profunda de tejido conectivo denso que no solo envuelve los vientres musculares sino que además se engruesa para formar los septos entre ellos.

La arteria interósea posterior se origina en la arteria interósea común, ingresando al compartimiento posterior del antebrazo en la unión del tercio proximal y los dos tercios distales del antebrazo, siguiendo el eje formado por el epicóndilo lateral y la articulación radiocubital distal o la cabeza de la ulna. La arteria recorre el septo intermuscular entre el extensor cubital del carpo y el extensor propio del meñique, emergiendo perforantes en toda su longitud. Las perforantes septocutáneas se anastomosan en la capa superficial de la fascia profunda y forman arcadas vasculares con anastomosis longitudinales.

Cerca de la muñeca se han descrito tres tipos de anastomosis:

- proximal a la articulación radiocubital distal, con la arteria interósea anterior.
- arco carpal dorsal.
- ramas que rodean la cabeza de la ulna que provienen de la arteria ulnar.

El colgajo adipofascial dorsal de antebrazo de base distal basa su irrigación en las perforantes distales de la arteria interósea posterior y sus ramas anastomóticas alrededor de la muñeca. Por esto, si existe alguna lesión de alguna de estas comunicantes, el colgajo aún puede levantarse en forma segura usando las otras ramas anastomóticas.

El pedículo del colgajo se localiza en la fascia distal, tejido subcutáneo y la red vascular fasciosubcutánea.

Si bien no tiene una arteria axial única que funcione como un eje vascular, la irrigación depende de una red vascular longitudinal. De la misma forma, el drenaje venoso depende de los sistemas superficial y profundo, habiendo múltiples anastomosis entre ambos. A nivel de las perforantes distales, habitualmente hay una o dos venas concomitantes que permiten un flujo reverso adecuado para la sobrevida.

6.4.3. Técnica quirúrgica

Una vez realizado el aseo y desbridamiento, ya definido el defecto, se posiciona el codo en pronación completa y en flexión de 90°.

El colgajo se planifica en forma rectangular, centrando en el eje de la arteria interósea posterior (epicóndilo lateral-articulación radiocubital distal) y de base distal. El límite proximal del colgajo corresponde a la unión del tercio proximal y los dos tercios distales del antebrazo, y el ancho máximo es el del dorso del antebrazo. La longitud del colgajo debiese ser aproximadamente 6 cm mayor al defecto (aproximadamente la distancia del defecto a la perforante distal, más 1 cm) (3).

El punto de pivote será la perforante septocutánea distal, habitualmente ubicada justo proximal a la articulación radiocubital distal.

El vaciamiento venoso es por elevación, y se instala la isquemia; esto, para una mejor identificación de las perforantes y venas dorsales.

Se realiza una incisión en S itálica del antebrazo centrada en el eje del colgajo.

Los colgajos cutáneos se elevan con bisturí, dejando un mínimo de tejido subcutáneo adherido a la dermis para evitar la necrosis de esta.

Posteriormente se dividen los márgenes lateral y medial del colgajo con bisturí hasta la fascia. En este punto debe evitarse seccionar las ramas cutáneas del nervio radial y dorsal del nervio cubital.

Luego se eleva el colgajo desde proximal a distal, en el plano que incluye la fascia muscular. Al elevarlo deben coagularse numerosas perforantes de la arteria interósea posterior. De la misma forma, venas mayores de los márgenes proximal, lateral y medial deben ligarse para evitar hematomas posteriores.

La disección distal se detiene aproximadamente 1 cm proximal a la radiocubital distal donde se identifica la perforante septocutánea de la arteria interósea posterior.

En este punto puede liberarse la isquemia y debiese observarse muy buen flujo en los bordes del colgajo.

Luego se rota el colgajo en 180° sobre sí mismo para cubrir el defecto.

Los márgenes del colgajo se suturan con Vicryl® 3-0 a los bordes del defecto y la superficie cruenta del colgajo (incluido el pedículo si es que no fue tunelizado) se cubren con injerto de piel parcial.

Se vuelve a revisar la hemostasia y se utiliza un drenaje aspirativo bajo los colgajos cutáneos para evitar hematomas. Si el ancho fue de más de 5 cm se puede usar puntos de capitonaje desde la dermis al músculo con Vicryl® 3-0 para evitar hematomas (Figuras 1 - 2).

Posteriormente se cierra la piel dorsal en forma primaria con Ethilon 4-0.

Después de aplicar el vendaje apropiado para los injertos, se inmoviliza con palmeta de yeso con la muñeca y dedos en ligera extensión, manteniendo ligera compresión de los colgajos de la zona dadora (Figura 3).

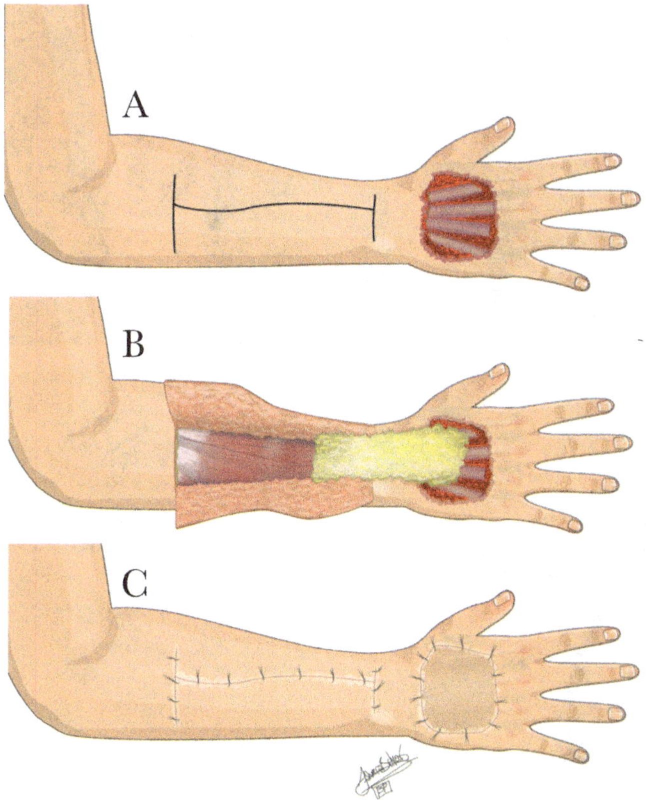

Figura 1: Ilustración del defecto de cobertura del dorso de la mano y la planificación preoperatoria (A), se levanta la dermis y se separa del tejido adipofascial respetando el límite distal aproximadamente 1 cm proximal a la radio cubital distal (B), finalmente se cubre el colgajo con injerto dermoepidérmico (C).

6.4.4. Cuidados posoperatorios

Dependiendo del débito del drenaje, este se retira a las 24 horas y los injertos se descubren entre los 5 - 7 días.

Se mantiene con la inmovilización por 10 - 14 días para iniciar la rehabilitación y las suturas de la zona dadora se remueven entre las 2 - 3 semanas.

6.4.5. Caso clínico

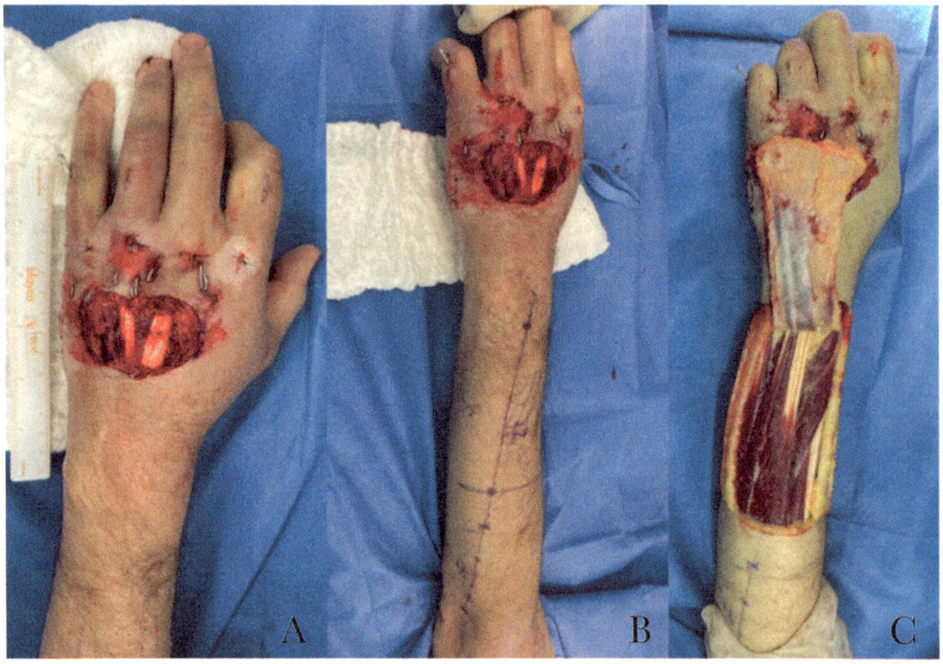

Figura 2: Caso clínico de un defecto de cobertura del dorso de la mano y su planificación para un colgajo adipofascial dorsal (A-B), y la rotación del colgajo para la cobertura respetando el límite distal que es aproximadamente 1 cm proximal a la radio cubital distal.

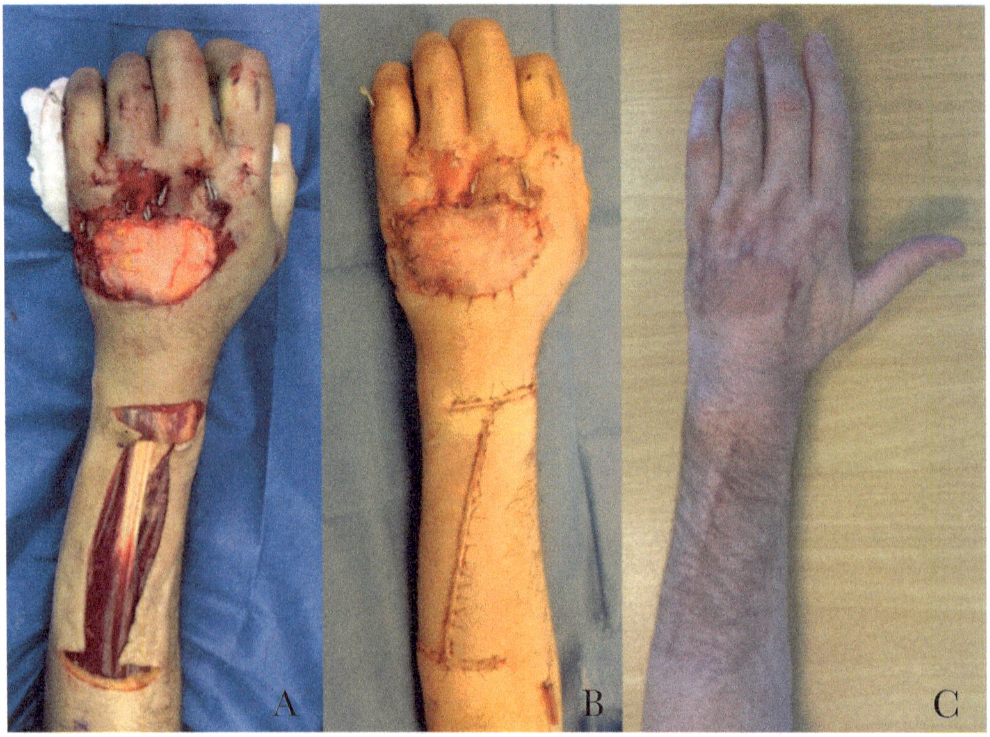

Figura 3: Cobertura final del colgajo: en este caso se tunelizó el colgajo bajo la piel y se cubrió con injerto dermoepidérmico (A-B), posteriormente el resultado funcional a los 3 meses (C).

Bibliografía

KIM KS. Distally based dorsal forearm fasciosubcutáneous flap. *Plast Reconstr Surg.* 2004; 114(2): 389-96; discussion 397-399.

LAI C, LIN S, YANG C, CHOU C. The adipofascial turn-over flap for complicated dorsal skin defects of the hand and finger. *Br J Plast Surg.* 1991; 44(3): 165-9.

PENTEADO C, MASQUELET A, CHEVREL J. The anatomic basis of the fascio-cutáneous flap of the posterior interosseous artery. *Surg Radiol Anat.* 1986 Dec; 8(4): 209-15.

SILVA JB, PADOIN AV, GAZZALLE A, DA CUNHA GL. Dorsal forearm adipofascial turnover flap among the elderly. *J Hand Surg Eur* Vol. 2011; 36(5): 370-5.

SUN C, WANG Y LONG, DING Z HAI, LIU P, QIN X ZHENG, LEE H LIANG, *et al.* Anatomical basis of a proximal fasciocutáneous extension of the distal-based posterior interosseous flap that allows exclusion of the proximal posterior interosseous artery. *Journal of Plastic, Reconstructive & Aesthetic Surgery.* 2015 Jan; 68(1): 17-25.

6.5. Colgajo desepidermizado volar de antebrazo (colgajo adipofascial de perforantes distales de la arteria radial)

Dr. Alfonso Pérez I.

Descripción: Descrito por Kojima en 1995 como colgajo adipofascial de perforantes de la arteria radial.

Irrigación: Perforantes de la arteria radial.

Inervación: -

Pedículo: -

Límite de cobertura: Dorso y palma de la mano como límite a nivel metacarpofalángico.

6.5.1. Generalidades

El colgajo adipofascial de perforantes distales de la arteria radial permite cobertura de estructuras del dorso y palma de la mano. Su mayor ventaja es que no sacrifica el eje vascular de la arteria radial. Su disección es más sencilla, por lo mismo el procedimiento es más breve que en el colgajo radial, y tiene una adecuada cosmética del sitio dador. El tejido adipofascial contribuye a la irrigación de la mano y puede utilizarse como plano de deslizamiento tendíneo (p. ej., reconstrucciones de tendones extensores), como interfase para evitar cicatrización perineural (p. ej. síndrome del túnel carpiano recidivado).

Si se utiliza como cobertura cutánea, el tejido fascial debe cubrirse con injerto de piel parcial.

El colgajo permite una movilización precoz de los dedos, lo que contribuye a disminuir edema y evitar la rigidez articular (1).

6.5.2. Anatomía aplicada

La arteria radial en la mitad proximal del antebrazo emite entre 6 y 10 perforantes en la región de la tabaquera anatómica. Aproximadamente a 2 - 4 cm proximal al estiloides radial se puede encontrar en forma constante una perforante cutánea de > 0,5 mm originada en la arteria radial. A proximal existe una perforante de un diámetro entre 0,5 - 1 mm, existiendo una red de anastomosis a nivel de la fascia y plexos subdérmicos(2, 3).

El drenaje venoso depende de las venas concomitantes de los perforantes, pero se puede incluir la vena cefálica para un mejor retorno.

Permite cubrir defectos de hasta 8 cm de ancho con una longitud desde el pedículo de hasta 18 cm (dependiendo del tamaño del paciente, el límite proximal del colgajo sería la unión entre el tercio proximal y medio). Estas dimensiones permiten la cobertura de palma y dorso de la mano, habitualmente hasta las articulaciones metacarpofalángicas.

6.5.3. Técnica quirúrgica

Generalmente se realiza bajo isquemia con vaciamiento por elevación para visualizar mejor las perforantes. El uso de magnificación es necesario, idealmente 3.5X o más.

Debe prepararse la zona dadora de injerto dermoepidérmico.

Una vez debridado el tejido desvitalizado en la zona receptora, se mide el defecto desde el margen distal hasta 4 cm proximales al estiloides radial (límite proximal de la perforante). A esta distancia se le agrega 1 cm y con ella se traza el límite proximal del colgajo.

El ancho del colgajo habitualmente se sitúa en la cara anterior y anterolateral del antebrazo para así incluir la vena cefálica y el nervio cutáneo antebraquial (se podría anastomosar a distal para dar sensibilidad al colgajo).

Una vez marcado el colgajo en la piel, se realiza una incisión en S itálica (algunos prefieren en H, con colgajos de base radial y ulnar). Los colgajos cutáneos se elevan con bisturí, dejando un mínimo de tejido subcutáneo adherido a la dermis para evitar la necrosis de esta.

Posteriormente se dividen los márgenes lateral y medial del colgajo con bisturí hasta la fascia. Es recomendable incluir la vena cefálica y el nervio cutáneo antebraquial, ya que ambos contribuyen a la irrigación del colgajo.

Se utilizan algunas suturas de Vicryl® 3-0 en los vértices proximales y algunos en los ejes longitudinales, tomando fascia y celular para evitar el cizallamiento entre el plano adiposo y fascial y proteger la red anastomótica.

Luego se levanta el colgajo desde proximal a distal, incluyendo fascia sobre el músculo, teniendo especial cuidado con la hemostasia de las perforantes profundas y de los bordes del colgajo usando electro – bipolar (o ligaduras de Vicryl® para los vasos más grandes). La disección continúa hasta los 2 - 4 cm proximales al estiloides radial, donde habitualmente se ve la perforante mayor si esta es más distal; se puede lograr 1 - 2 cm de longitud para evitar tensión del colgajo.

Para posicionar el colgajo en el defecto se puede plegar sobre sí mismo (dejando el celular en la profundidad y el tejido fascial superficial).

La otra forma de situar sobre el defecto es rotar el colgajo sobre su pedículo (en teoría hasta en 180°, como colgajo "propeller"), pero en este caso, antes de seccionarse el margen distal del colgajo, debe identificarse las perforantes distales y seleccionar la de mejor calibre, disecando la perforante lo suficiente para que no haya compresión del pedículo pero no esqueletizar en exceso (Figura 1).

Una vez posicionado el colgajo, este se fija con suturas de Vicryl 3-0 al tejido circundante y se cubre con injerto dermoepidérmico que se fija con nylon 4-0.

Si hay dudas de la perfusión del colgajo o de espasmo de la perforante en un "propeller", se puede soltar la isquemia previo al posicionamiento, se deja en su posición original, se irriga el pedículo con solución de lidocaína al 1%, y se espera un par de minutos.

Se vuelve a revisar la hemostasia y, al igual que en el colgajo adipofascial dorsal, se utiliza un drenaje bajo los colgajos cutáneos. La piel se sutura con nylon 4-0.

Después de aplicar el vendaje apropiado para los injertos, se inmoviliza con valva de yeso evitando la compresión del colgajo y pinzamiento del pedículo.

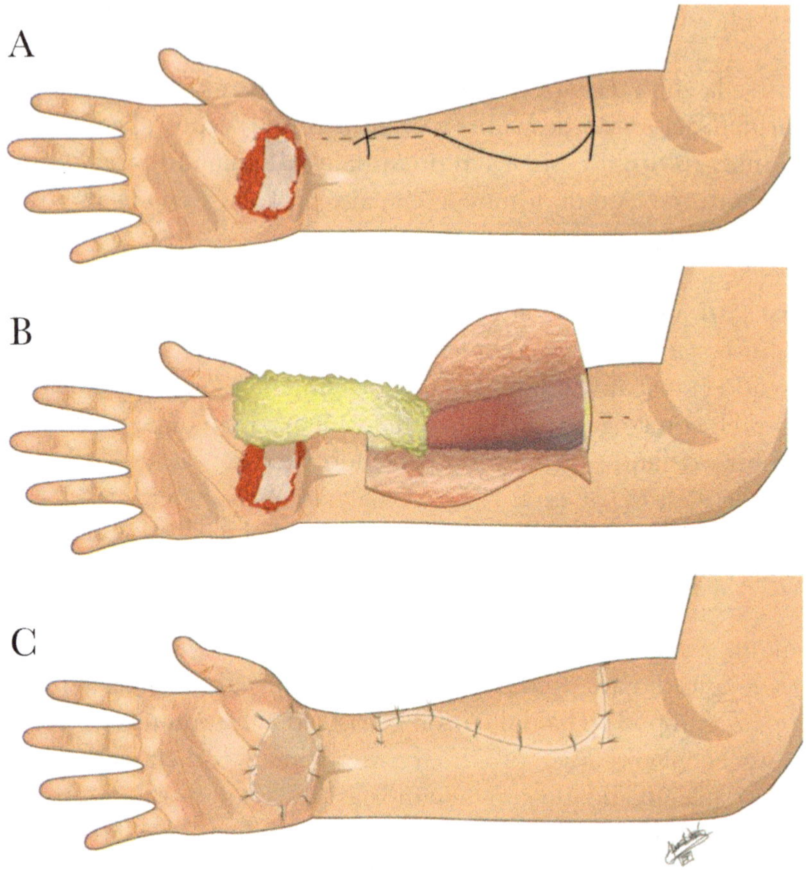

Figura 1: Ilustración del defecto de cobertura y la planificación del colgajo (A); posterior a la diseccion y separación de la dermis del tejido adipofascial, se rota respetando los límites y se cubre el defecto; finalmente se cubre con injerto dermoepidérmico la zona receptora sobre el colgajo y se cierra la dermis del sitio donante (B-C).

6.5.4. Caso clínico

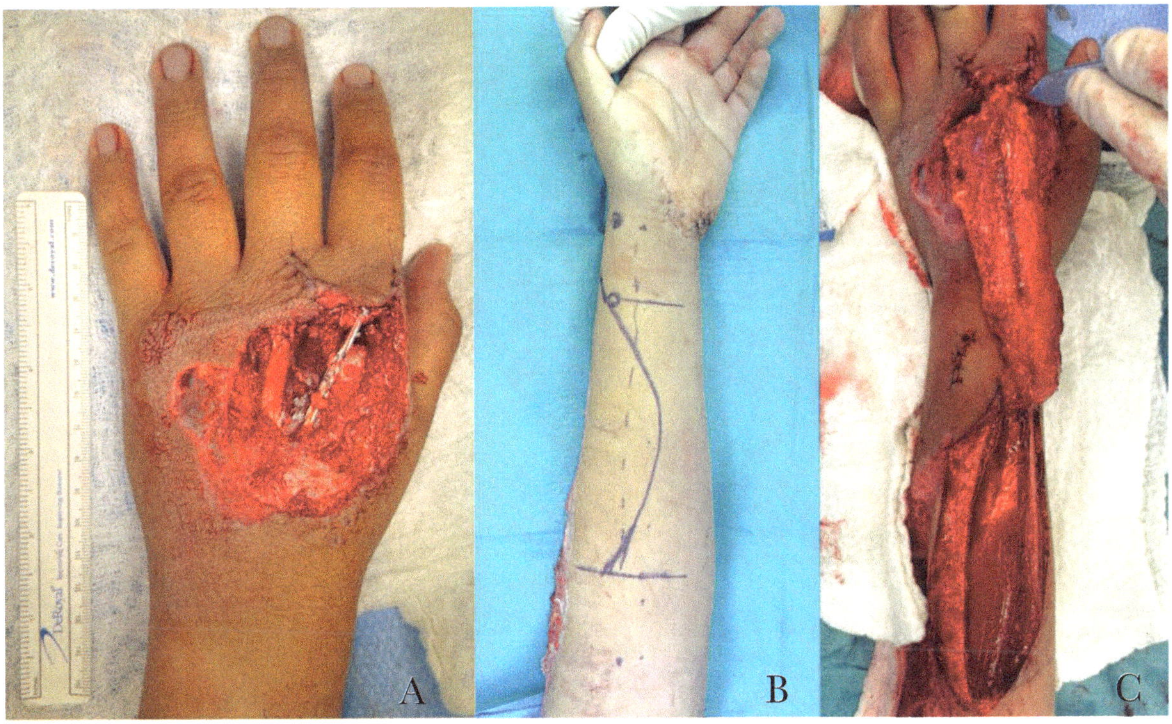

Figura 2: Caso clínico de un defecto de cobertura del dorso de la mano en el que se planificó cobertura con un colgajo adipofascial volar con los límites de la disección distal 2-4 cm de la estiloides radial (A-B), y su rotación para lograr adecuada cobertura del defecto.

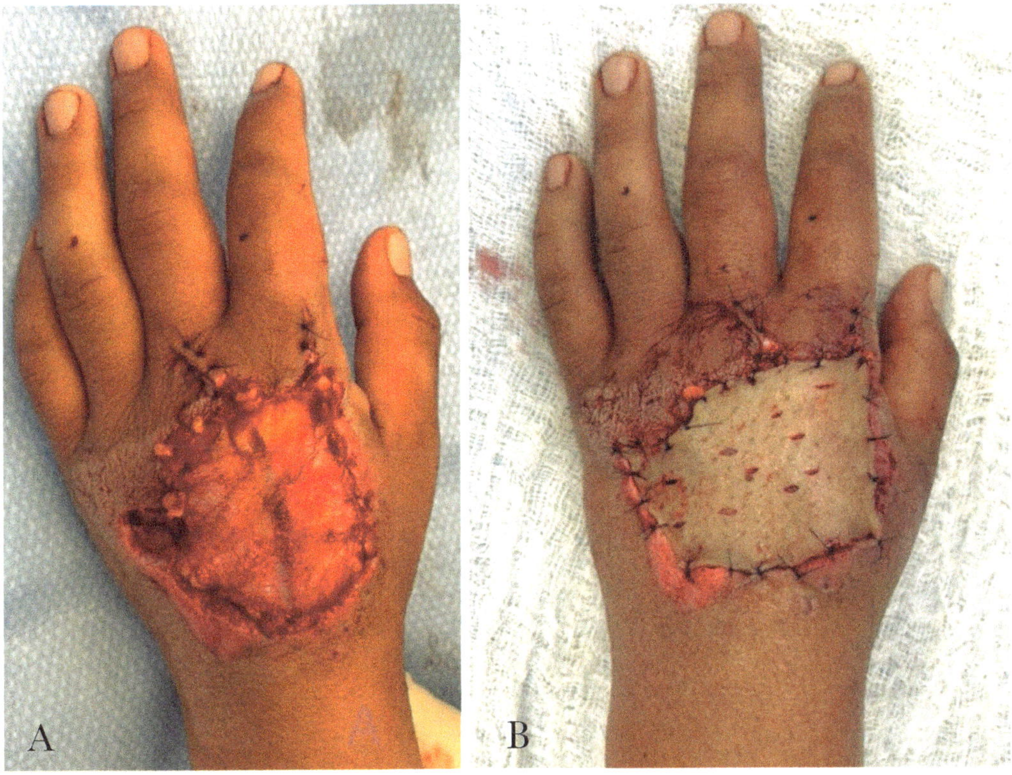

Figura 3: Resultado de la cobertura previo al injerto (A) y posterior al injerto dermoepidérmico (B).

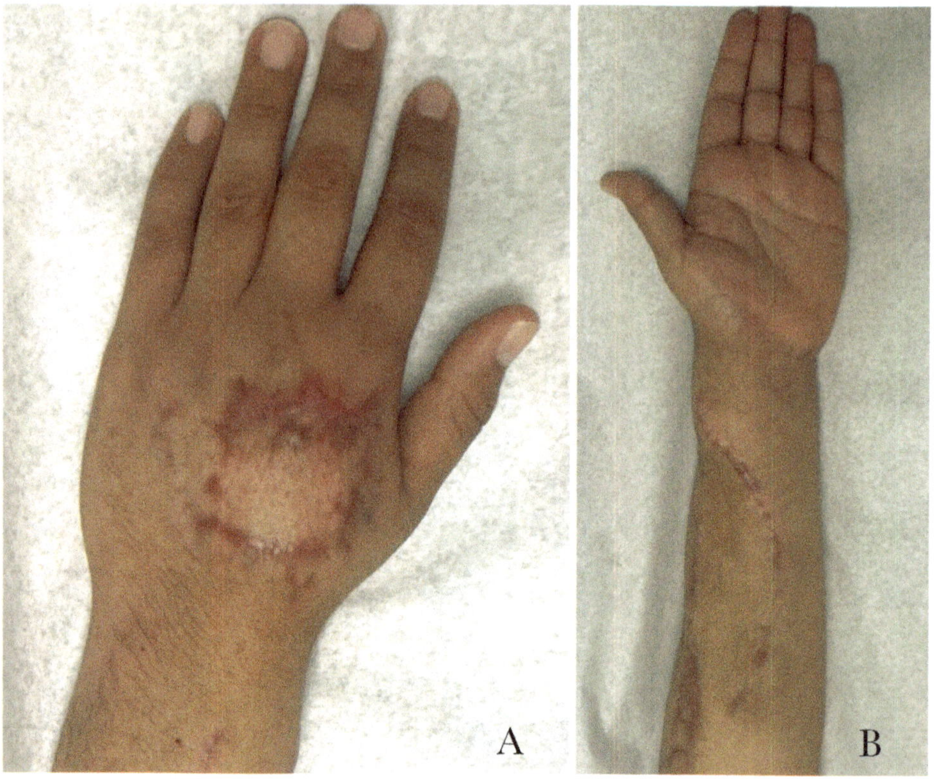

Figura 4: Resultado final posterior a la cicatrización dos meses posoperatorio.

6.5.5. Cuidados posoperatorios

La movilización activa y pasiva suave de los dedos se puede iniciar el día siguiente para controlar el edema siempre y cuando no haya una condición asociada que lo contraindique.

El drenaje se retira a las 24 - 48 horas según el débito. Y la valva por 10 - 14 días.

Las suturas se remueven entre los 14 - 21 días.

Es habitual que el colgajo se vea voluminoso inicialmente pero se atrofia en el tiempo. Es útil, si es muy voluminoso utilizar un guante SEC para dar un mejor contorno.

Bibliografía

Koshima I, Moriguchi T, Etoh H, Tsuda K, Tanaka H. The radial artery perforator-based adipofascial flap for dorsal hand coverage. Vol. 35, *Ann. Plast. Surg.* 1995. p. 474-9.

Kimura T, Ebisudani S, Osugi I, Inagawa K. Anatomical analysis of cutáneous perforator distribution in the forearm. *Plast Reconstr Surg - Glob Open*. 2017;5(10):1-5.

Saint-Cyr M, Mujadzic M, Wong C, Hatef D, Lajoie AS, Rohrich RJ. The Radial Artery Pedicle Perforator Flap: Vascular Analysis and Clinical Implications. *Plastic and Reconstructive Surgery.* 2010 May;125(5):1469-78.

Yamakawa S, Hayashida K. Dorsal hand reconstruction with radial artery perforator-based adipofascial flap. *Plast Aesthetic Res.* 2020;2020.

6.6. Colgajo inguinal de Mc Gregor

DR. ESTEBAN URRUTIA H.

6.6.1. Generalidades

Descripción: Corresponde a un colgajo a distancia, obtenido de la zona inguinal. Primera descripción por Mc Gregor y Jackson en 1972.

Irrigación: Colgajo de patrón axial, de la arteria ilíaca circunfleja superficial.

Inervación: Habitualmente no inervado, se puede utilizar la rama cutánea lateral del nervio torácico subcostal.

Uso: Cobertura de lesión extensa del antebrazo distal, de la mano o de los dedos.

Límite de cobertura: Defectos grandes o complejos de mano, antebrazo o muñeca.

La descripción de este colgajo pediculado marcó un hito en la reconstrucción de defectos de la mano y el entendimiento de su irrigación fue un avance que permitió la descripción de otros colgajos. Este colgajo de la zona inguinal puede ser utilizado como un colgajo a distancia, manteniendo el puente cutáneo a medial que se libera en una segunda cirugía –como fue descrito inicialmente por Mc Gregor– o también como un colgajo libre. Tiene varias ventajas: es relativamente fácil de realizar, permite cubrir grandes defectos, siendo muy versátil en cuanto a la zona y forma que permite cubrir, y puede incluso ser utilizado como un colgajo compuesto usando tejido óseo vascularizado de la cresta inguinal. Además produce poco compromiso estético en la zona donante, siendo esta una zona poco expuesta.

Su uso es principalmente para defectos extensos de la muñeca, mano o dedos, esto último descrito para lesiones como degloving de uno o varios dedos. Otro uso habitual es en la reconstrucción de lesiones complejas de mano, en el cual se utiliza como una base de cobertura para posteriormente sobre este poder realizar una reconstrucción microquirúrgica, como sería por ejemplo para cubrir defectos antes de realizar transferencias de dedos del pie. Si bien fue descrito ya hace varios años y han existido grandes avances en otras técnicas de cobertura, este aún se utiliza habitualmente en lesiones complejas de la extremidad superior.

6.6.2. Anatomía aplicada

Este es un colgajo de patrón axial, siendo su eje la arteria ilíaca circunfleja superficial (SCIA), la cual tiene una anatomía constante y está presente en el 96% de los pacientes. Esta arteria emerge en el triángulo femoral de la arteria femoral y se dirige hacia lateral paralelo al ligamento inguinal aproximadamente unos 2 cm caudal a este, dando una rama muscular profunda, para luego pasar sobre el borde medial del músculo *sartorio* y mientras lo cruza hacia lateral atraviesa la fascia profunda. Posteriormente sigue su dirección hacia lateral, para finalmente a la altura de la espina ilíaca anterosuperior, dividirse e irrigar la piel inmediatamente por debajo de la cresta ilíaca, siendo este el límite de su territorio vascular (Figura 1).

El drenaje venoso y linfático ha sido bien estudiado ubicándose también a nivel del triángulo femoral, por lo tanto queda dentro del pedículo del colgajo, no siendo un problema el drenaje de este. Habitualmente este colgajo no es inervado, pero se puede inervar utilizando la rama cutánea lateral del nervio

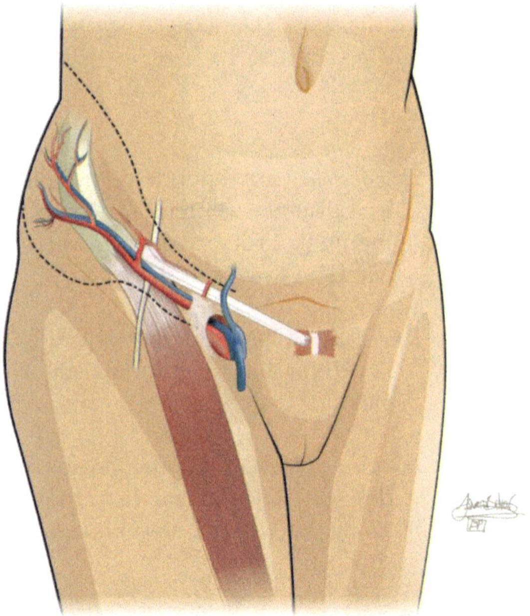

Figura 1: Ilustración de la anatomía vascular del colgajo de Mc Gregor.

torácico subcostal, el cual cruza constantemente la cresta ilíaca 5 cm por detrás de la espina ilíaca anterosuperior, el que se puede suturar a cualquier terminación nerviosa cutánea disponible en la mano.

6.6.3. Técnica quirúrgica

Lo primero es planificar el colgajo: para esto es necesario evaluar la zona del defecto y definir desde qué dirección debe acercarse el colgajo a este, siendo necesario considerar varios elementos. Por parte del paciente es necesario evaluar cómo será la comodidad, la posición de la extremidad y la limitación de la pronosupinación; del defecto hay que evaluar el tamaño y la ubicación de la zona a cubrir; y del pedículo, planificar cómo será la configuración resultante, considerando que la perfusión va a ser adecuada en caso de que el colgajo se estire suavemente, pero será insuficiente si este se tuerce sobre sí mismo, por lo que debe evitarse. Luego se realiza el dibujo del colgajo. Se traza el eje de este a 2 cm (o dos dedos) por debajo y paralelo al ligamento inguinal –en la ubicación en donde se encuentra la arteria SCIA– y se determina en dónde va a quedar el borde más medial y lateral del colgajo. Esta planificación se realiza sobre la piel que está justo debajo y lateral de la espina ilíaca anterosuperior y debido a que el límite distal que irriga la arteria es en algún punto lateral a esta, se recomienda no extenderse a lateral de la espina más allá de una distancia igual al ancho del colgajo. Para evitar que el defecto en la zona dadora sea muy grande es útil planificar la zona del pedículo más angosta que la parte destinada a cubrir el defecto primario.

Si bien es cierto que es posible levantar el colgajo inguinal sin necesidad de identificar la arteria ilíaca circunfleja superficial, hay que considerar que en caso de colgajos más grandes esto puede tener consecuencias catastróficas, ya que la arteria –que está fija a la fascia del m. *sartorio*– si se tracciona puede dañarse; por lo mismo se puede considerar no realizar esta disección solo en aquellos colgajos pequeños más laterales. El levantamiento del colgajo se realiza de lateral a medial, a través de una disección realizada, según la planificación, en su borde más lateral, profundizándose hasta llegar al plano superficial de la fascia profunda. Luego se levanta hacia medial hasta llegar al eje de la espina ilíaca anterosuperior (EIAS), teniendo la precaución de no adelgazarlo en el centro. Al llegar a este punto se tracciona el colgajo aplicando tensión en la parte más caudal y en este punto se realiza una incisión en la fascia profunda en el borde lateral del músculo *sartorio*, continuando con la incisión en dirección cefálica por el borde lateral del músculo hasta llegar a la EIAS. En este punto es posible ver la arteria atravesando la fascia profunda hacia el colgajo, mientras es levantado desde el *músculo sartorio*; siendo este el paso vascular crítico. Después se realiza la disección desde el borde más cefálico del colgajo –en aquellos colgajos más anchos que la EIAS– efectuando una incisión profunda hasta la aponeurosis del músculo oblicuo externo y se va disecando hacia caudal hasta llegar a la EIAS, localizando la incisión realizada previamente en la fascia del *músculo sartorio*. Finalmente se pliega el colgajo medialmente para poder liberar la fascia profunda del ligamento inguinal (Figura 2).

Posterior a la toma del colgajo y con el objetivo de tener un contorno adecuado en la zona de unión en la extremidad superior, evitando que quede muy bultoso, es importante realizar un adelgazamiento de la grasa subcutánea de los bordes, lo que se puede realizar de manera cuidadosa con tijeras. Luego, para fijar el colgajo a la extremidad, se posiciona según lo planificado y es recomendable empezar en la zona más distal en el punto medio donde está el eje vascular, y alternadamente realizar puntos en ambos lados, lo que provoca menos daño al colgajo y a los vasos.

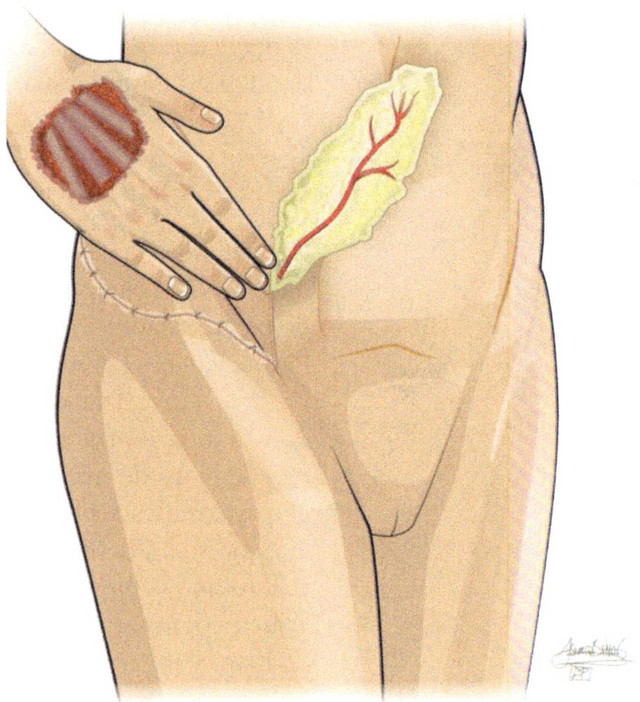

Figura 2: Ilustración del colgajo con su eje vascular (SCIA) para la cobertura de un defecto del dorso de la mano.

El área donante puede ser cerrada de manera primaria en aquellos colgajos más angostos. El límite de esto depende del tamaño y contextura del paciente, pero habitualmente su ancho máximo debe ser menor que 6 o 9 cm. El cierre se realiza desde la zona más lateral a la medial y para su cierre es posible ayudarse realizando flexión de la cadera. Es importante considerar que debido a que la sutura de piel con tensión crea inflamación en la zona de la herida, es necesario mantener los puntos de piel hasta que la inflamación haya cedido –que puede ser un periodo más largo que un cierre habitual–, ya que de lo contrario la herida se abrirá y se creará inevitablemente un defecto.

Finalmente se inmoviliza la extremidad, que es posible de lograr colocando vendajes entre la extremidad y el torso y luego sujetando el brazo con cinta adhesiva al abdomen, alrededor del brazo, hasta la espalda.

Al levantar el colgajo es necesario tener la precaución de no lesionar el nervio cutáneo femoral lateral, que ocasiona una meralgia parestésica. Habitualmente sus ramas pasan más profundo a la arteria, pero puede ser posible que algunas ramas sean más superficiales. En esos casos se seccionan las ramas, se pasan profundo y se realiza una neurorrafia.

6.6.4. Cuidados posoperatorios

Al 2do o 3er día se pueden retirar las medidas de contención y al paciente se explica y se hace cargo de su colgajo, especialmente no realizar tracción y evitar torcer el pedículo. Se debe promover la movilidad de los dedos y la muñeca para disminuir el edema y la rigidez.

Para poder realizar la segunda cirugía con la división definitiva del colgajo es necesario que exista una cicatrización en el borde de la inserción del colgajo, siendo esto habitualmente posible de realizar con seguridad a la tercera semana.

6.6.5. Resultados y complicaciones

En general se ha descrito como un colgajo muy seguro, pero presentando pérdida total del colgajo entre 0 y 8%, mientras que la pérdida parcial o problemas de cicatrización de la herida se describe entre un 5 y 40%. En la mayoría de los pacientes se describe cierre primario del defecto inguinal. Presenta sí la desventaja de realizar dos procedimientos si es pediculado, de requerir de varios días de hospitalización y se ha descrito mayor tasa de complicaciones médicas en pacientes de mayor edad, principalmente sobre 50 años. Por otro lado, muchos pacientes requieren de varios procedimientos posteriores reconstructivos, aunque se ha descrito que la mayoría de los pacientes sometidos a este colgajo refiere que se haría nuevamente el procedimiento y los resultados finales se describen como satisfactorios.

Este es un colgajo habitualmente fácil de realizar y confiable, el cual es muy útil en caso de emergencias y lesiones extensas y que no requiere de habilidades en microcirugía, lo cual permite que pueda ser utilizado en servicios de urgencia que no disponen de microcirujano. Tiene la desventaja de la necesidad de dos procedimientos –manteniendo la extremidad inmovilizada, que produce edema y puede ocasionar rigidez articular– y además de la larga estadía hospitalaria, que se ha asociado a complicaciones del paciente.

Bibliografía

Al-Qattan MM, Al-Qattan AM. Defining the Indications of Pedicled Groin and Abdominal Flaps in Hand Reconstruction in the Current Microsurgery Era. *J Hand Surg Am*. 2016 Sep; 41(9): 917-27.

Goertz O, Kapalschinski N, Daigeler A, Hirsch T, Homann HH, Steinstraesser L, Lehnhardt M, Steinau HU. The effectiveness of pedicled groin flaps in the treatment of hand defects: results of 49 patients. *J Hand Surg Am*. 2012 Oct; 37(10): 2088-94.

Wolfe S. W., Hotchkiss R. N., Pederson W. C., Kozin S. H. & Cohen M. S. (Eds.). (2016). *Green's Operative Hand Surgery* (7th ed.). Elsevier.

Mc Gregor IA, Jackson IT. The groin flap. *Br J Plast Surg*. 1972 Jan; 25(1): 3-16.

Orozco-Grados JJ, Córdova JC, Garcia Garcia JA, Báez Armenta DY, González AA, Galvis DC. Groin Flap for Reconstruction of Traumatic Degloving Hand Injury: A Report of 5 Cases. *World J Plast Surg*. 2023; 12(1): 63-71.

Sabapathy SR, Bajantri B. Indications, selection, and use of distant pedicled flap for upper limb reconstruction. *Hand Clin*. 2014 May; 30(2): 185-99.

CAPÍTULO 7

Colgajos libres

7.1. Introducción

Dr. Juan Manuel Breyer D.

Los colgajos libres han ampliado significativamente las opciones de reconstrucción, pudiendo incluir diversos tipos de tejidos (piel, fascia, músculo, etc.), ya sea en forma aislada o combinada, pudiendo realizar un tratamiento adaptado a la lesión y al paciente.

Si bien el primer colgajo libre en humanos fue realizado en 1959 por Seidenberg (reemplazo de esófago por yeyuno), fue a principios de los años 1970 donde se expandió el conocimiento y uso de colgajos libres (CL), se describió un gran número de ellos (omento, inguinal, fíbula, etc.), se desarrollaron las técnicas de reparación y se sentaron las bases y principios de reconstrucción.

Existe un sinnúmero de colgajos libres descritos y clasificaciones. De acuerdo con el tejido a transferir, encontramos principalmente colgajos cutáneos, fasciocutáneos (los más comunes), musculares y óseos. Respecto al sistema de irrigación, los colgajos fasciocutáneos puedes ser de flujo directo, septocutáneo o musculocutáneo, variando también en el número de vasos a encontrar. En el caso de colgajos musculares, se pueden describir el vaso dominante, vasos menores y secundarios. En el caso de colgajos óseos, se clasifican según su irrigación periostal o endostal.

Las indicaciones de uso de CL son defectos óseos o de partes blandas de un tamaño significativo, muchas veces con exposición de estructuras críticas (nervios, arterias, tendones y articulaciones) y que no pueden ser cubiertas por colgajos regionales, rotaciones o pediculados.

Existen diversas contraindicaciones para realizar un CL. Algunas de ellas se relacionan más bien con indicación de la reconstrucción, en tejidos con debridamiento insuficiente y presencia aun de infección o necrosis, junto a casos en que se espere una muy pobre recuperación funcional.

Vasos de receptores en malas condiciones podrán impedir la realización de un CL, como también extremidades mal perfudidas por patología vascular previa avanzada (aterosclerosis, enfermedad metabólica, edad avanzada, etc.).

La selección del colgajo libre a utilizar dependerá de múltiples factores y variables, como la facilidad de disección, tamaño, consistencia de su anatomía y variantes anatómicas, posibilidad de asociarse a otros tejidos, morbilidad local, diámetro y largo del pedículo, factores estéticos (de la zona donante y receptora), espesor, posibilidad de adelgazamiento, etc.

En términos de cobertura, las dos grande opciones son el colgajo cutáneo o muscular, con similares resultados en términos de cobertura, si bien el resultado estético de un colgajo cutáneo podría ser superior y se produce alguna pérdida o implicancia funcional al tomar un colgajo muscular. Otra diferenciación es si el colgajo implica la disección de perforantes, lo que conlleva una mayor complejidad microquirúrgica.

Otro factor determinante en la selección del colgajo a utilizar es la orientación del equipo médico (en caso de CL desarrollados por traumatólogos, es poco habitual que se opte por colgajos abdominales o de cabeza y cuello), entrenamiento y experiencia que posea, utilizando de esta forma un limitado número de colgajos libres. En este sentido, en nuestro grupo los colgajos más utilizados para cobertura de partes blandas son el colgajo antero lateral de muslo y el colgajo muscular de *latissimus dorsi*, y para reconstrucción ósea el colgajo de peroné y de cóndilo femoral medial.

Para la realización del CL, la zona receptora a cubrir/reconstruir deberá haber sido debidamente aseada, asegurando la ausencia de infección y necrosis. Se recomienda trabajar en lo posible con dos equipos quirúrgicos, uno en la zona dadora y otro en la receptora, para reducir el tiempo de cirugía. Se deberá minimizar el tiempo de isquemia una vez seccionados los vasos del colgajo, (teniendo ya preparados la zona y vasos receptores) y ser muy exigente con la técnica quirúrgica.

En el posoperatorio será fundamental evitar la compresión del colgajo o pedículo por el vendaje o la posición de la extremidad. Se deberá mantener al paciente en un ambiente tibio, con una adecuada perfusión tisular (presión sanguínea y niveles de hemoglobina).

Será fundamental realizar un estricto monitoreo de la irrigación del colgajo, lo que se efectúa de manera clínica por el equipo de enfermería y médico (color, temperatura, turgencia, llene, etc.) y con el uso de Doppler, buscando evaluar el flujo arterial y venoso. En caso de sospecha de cualquier tipo de falla se procederá a la inmediata exploración quirúrgica.

7.2. Colgajo libre anterolateral de muslo

Juan Manuel Breyer D.

Descripción: Colgajo fasciocutáneo de perforantes de la cara anterolateral del muslo (Song 1984, Koshima 1993).

Irrigación: Perforantes de la rama descendente de la circunfleja femoral lateral.

Pedículo: 12 cm (8 - 16 cm), diámetro 2,1 mm.

Inervación: Nervio cutáneo femoral lateral.

Tamaño habitual: 20 x 10 cm (máximos 35 x 25 cm).

7.2.1. Generalidades

El colgajo anterolateral de muslo, ampliamente conocido como colgajo ALT por sus siglas en inglés, corresponde a un colgajo fasciocutáneo de perforantes, descrito por Song en 1984 y popularizado por Koshima en 1993. Este colgajo ha ganado gran popularidad en las últimas décadas en la reconstrucción de defectos cutáneos de todo el cuerpo, por ser relativamente simple en su toma (aunque considera manejo de perforantes), posee un pedículo más bien largo y de buen diámetro y con anatomía vascular bastante constante, que puede evaluarse con doppler y/o angiotac. Se puede tomar sin mayor problema colgajos de 16 x 8 cm, logrando cubrir la mayor parte de los defectos habituales, con una piel flexible y que se puede adelgazar de manera significativa. La zona dadora genera pocos problemas en general, logrando el cierre primario en defectos de hasta 10 - 12 cm. Inconvenientes son la diferencia de color en algunas zonas, la presencia de vellosidad y en ocasiones resulta muy abultado (según las características de la zona dadora).

7.2.2. Anatomía aplicada

La irrigación se basa en perforantes que se originan de la rama descendente de la arteria circunfleja lateral, rama de la arteria femoral profunda. La rama descendente se origina a nivel del trocánter menor, con un curso inferior y lateral, entre los músculos recto femoral y vasto lateral.

Las perforantes emergen a la piel en la zona media del muslo, con mayor probabilidad de encontrarlas en un círculo de 3 cm de diámetro dibujado en el punto medio de una línea trazada entre la espina ilíaca anterosuperior y el borde superior externo de la rótula (Figura). Las perforantes tendrán un trayecto principalmente musculocutáneas por sobre las septocutáneo (87% v/s 13), con un trayecto muscular más bien corto y simple. Entre un 2% y 5% de los casos se describe ausencia de perforantes, siendo imposible de tomar el colgajo (cita).

El drenaje venoso se realiza a través de venas que acompañan a la arteria descendente de la circunfleja. La inervación de esta zona del muslo depende del nervio femoral cutáneo lateral (con sus ramas anterior y posterior), el cual podría ser disecado e incluido en el colgajo para ser anastomosado algún nervio receptor, o bien, aislarlo y tratar de preservarlo in situ. La rama motora del vasto lateral que se originada del nervio femoral, acompaña a la arteria descendente y debe ser preservada.

7.2.3. Técnica quirúrgica

En la evaluación vascular pre operatoria, se recomienda determinar la ubicación de las perforantes cutáneas con angiotac de ambas extremidades inferiores y con estudio Doppler (en nuestro centro utilizamos ambas). Con ambos se puede confirmar la presencia de las perforantes, establecer su ubicación y trayecto y según esto, poder definir cual de los dos muslos tiene mejores vasos.

La marcación cutánea se realiza siguiendo una línea que une la espína iliaca antero superior y el borde supero externo de la patela. En el punto medio de esta línea se dibuja un círculo de 3 cm de diámetro, en el cual se buscará con Doppler la presencia de alguna perforante. Si bien se busca que las perforantes se ubiquen en el centro de la paleta cutánea del colgajo, no hay mayor inconveniente en ubicarlas en forma excéntricas, para conseguir así un pedículo más largo y/o adaptarse a la zona receptora.

Si bien este colgajo pude tener grandes dimensiones (22x30 cm), las medidas habitualmente recomendadas y utilizadas son de 8-10 cm de ancho (para lograr el cierre primario) y 22-25 cm de longitud.

Por definición el colgajo ALT se describe como un colgajo fasciocutáneo que incluye piel, tejido subcutáneo y la fascia subyacente. De ser necesario, se puede incluir un segmento del músculo vasto lateral para darle más volumen y permitir el relleno de cavidades, por ejemplo.

La técnica quirúrgica está bastante estandarizada. Se comienza con la medición del defecto a cubrir y el dibujo de la paleta cutánea en relación al eje del colgajo y las perforantes marcadas. La disección parte desde la zona anteromedial de la paleta, primero suprafascial, disecando hacia lateral cuidadosamente el tejido areolar entre la fascia y la piel hasta identificar la salida de la perforante marcada. Luego se continúa con una disección subfascial, identificando el intervalo entre el recto femoral y vasto lateral. En la profundidad de este intervalo, se encontrará y disecará tan proximal como sea posible, la rama descendente de la arteria circunfleja lateral, acompañada habitualmente de sus 2 venas, obteniendo un pedículo de 12 cm de longitud (8-16 cm) y 2,1 m de diámetro. Desde esta misma ubicación, se puede identificar la salida de la perforante y comenzar su disección en forma anterógrada hasta llegar a su perforación en la piel según lo marcado anteriormente. Esta disección puede ser un poco demandante, pues el calibre de la perforante es variable y en su recorrido habitualmente da pequeñas ramas que deben ser coaguladas o clipeadas. Durante este proceso se puede ir comprobando con el Doppler intraoperatorio, la perfusión a través de la perforante seleccionada, y a la vez se recomienza irrigar con lidocaína el vaso, para disminuir el

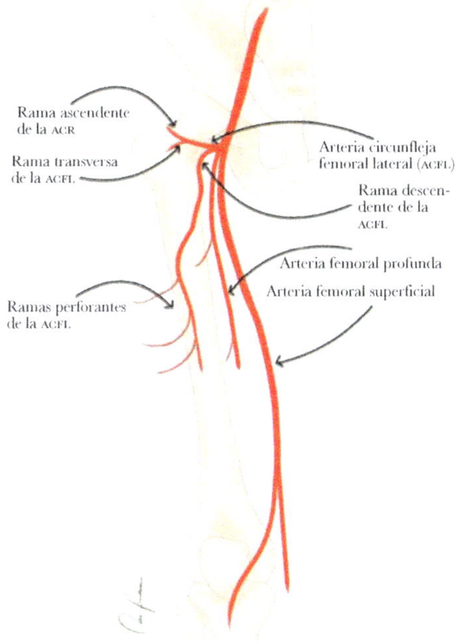

Figura 1: Descripcion de anatomia aplicada de perforantes del colgajo ALT.

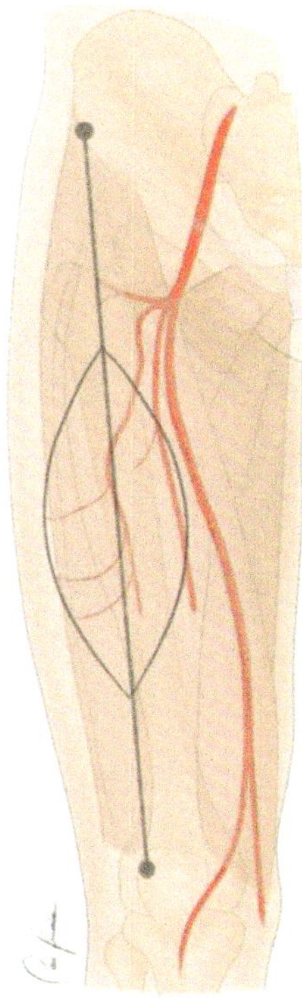

Figura 2: Representación de paleta cutánea con las perforantes que la nutren.

vasoespasmo del mismo por la manipulación. Una vez que se tiene disecado todo el recorrido de la perforante, se termina de elevar el colgajo liberando la zona posterior de la paleta cutánea. El colgajo, podrá ser adelgazado resecando fascia y tejido graso profundo, protegiendo el tejido adyacente a las perforantes, por un eventual daño de estas. Es necesario ligar la rama descendente, distal a la salida de la perforante seleccionada y luego a proximal según la distancia de pedículo necesaria. Es de utilidad liberar y disecar bien la arteria y sus dos venas satélites, de modo de disminuir el tiempo de isquemia una vez cortado el pedículo.

7.2.4. Cuidados posoperatorios

La zona o extremidad receptora se deberá mantener elevada, en un ambiente tibio.

Se deberá realizar un estricto control de la perfusión del colgajo, de manera clínica (color, temperatura, turgencia, etc.) y mediante el uso de un Doppler, para el seguimiento del flujo arterial y venoso.

Los medicamentos de uso habitual incluyen el uso de aspirina por un mes, más profilaxis anti TVP, por la cirugía de una extremidad inferior y el tiempo de reposo. De manera ocasional se utiliza prostaglandinas para favorecer la vasodilatación y perfusión del colgajo.

7.2.5. Caso clínico

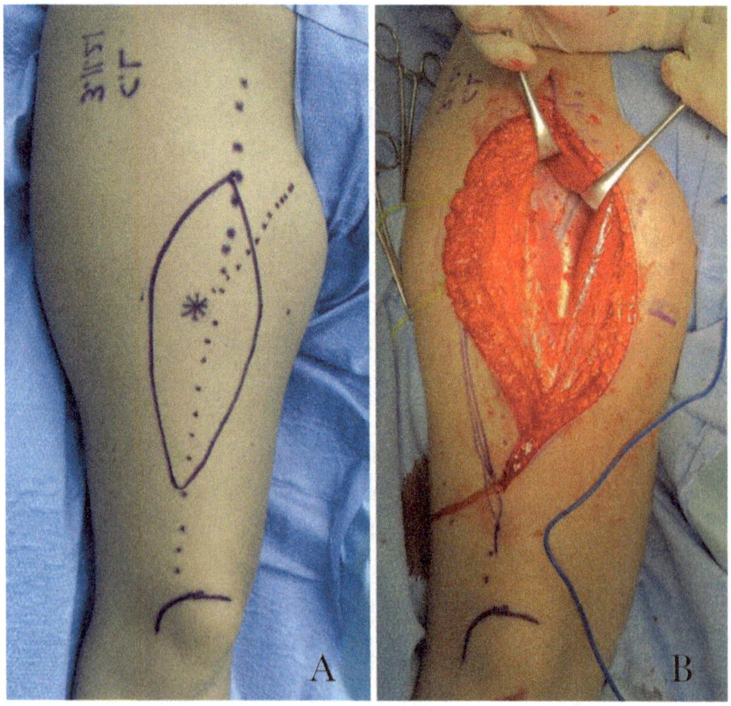

Figura 3: Representación de la marcación de la paleta cutánea (A), disección y visualización de la rama descendente de la arteria circunfleja lateral, acompañada de sus dos venas (B).

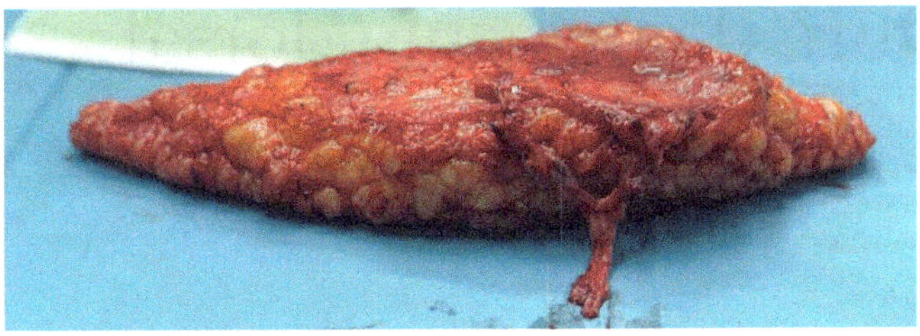

Figura 4: Colgajo libre fasciocutáneo con su pedículo.

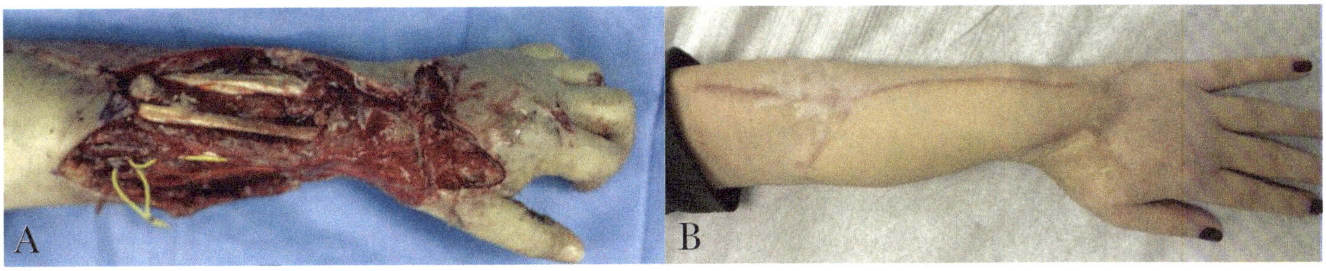

Figura 5: Defecto extenso de dorso de antebrazo y mano (A), resultado final de la cobertura (B).

7.2.6. Resultados

La tasa de éxito de este colgajo es alta, describiéndose entre 90-96%. Wei en su serie de 439 colgajos obtuvo un 96% de éxito, con una tasa de reexploración del 7,7% por falla vascular, siendo salvado el 56% de los colgajos. En nuestra serie de 18 pacientes operados entre 2016 y 2020, la tasa de éxito vascular fue 94%, con un mínimo riesgo de complicaciones locales y de la zona dadora.

Por tratarse de un colgajo cutáneo, habitualmente logra una cobertura de óptima calidad. En ocasiones puede ser abultado y requerir a futuro de un adelgazamiento (abierto o lipoaspiración). La presencia de vellos abundantes puede empeorar el resultado estético, principalmente en hombres y de acuerdo con la zona a reconstruir.

Las complicaciones en el sitio dador son bajas y en general menores, como parestesias cutáneas, hematomas, seromas e infecciones, sin mayor repercusión funcional. En casos de cierre primario el compromiso estético es menor.

Bibliografía

Collins J., Ayeni O. and Thoma A. A systematic review of anterolateral thigh flap donor site morbidity. *Can J Plast Surg*. 2012 Spring; 20(1): 17-23.

Ross K. Smith, James Wykes, David T. Martin & Navin Niles. Perforator variability in the anterolateral thigh free flap: a systematic review. *Surgical and Radiologic Anatomy* volume 39, pages779-789 (2017).

Song YG, Chen GZ, Song YL. The free thigh flap: a new free flap concept based on the septocutáneous artery. *Br J Plast Surg* 1984; 37: 149-59.

Wei FC, Jain V, Celik N, *et al.* Have we found an ideal soft-tissue flap? An experience with 672 anterolateral thigh flaps. *Plast Reconstr Surg* 2002; 109:2219-26; discussion in 2227-30.

7.3. Colgajo libre de músculo dorsal ancho

Dr. Juan Manuel Breyer D.

Descripción: Colgajo muscular/musculocutáneo del músculo *latissumus dorsis*, pediculado o libre (Tansini 1906).

Irrigación: Arteria toracodorsal.

Pedículo: 8,5 cm de largo (6,5 - 12 cm) y 3 mm de diámetro (2 - 4 mm).

Tamaño colgajo muscular: 20 x 35 cm. Isla cutánea 7 x 18 cm.

7.3.1. Generalidades

El colgajo muscular o musculocutáneo de *latissumus dorsis* (LD) fue descrito en 1906 por Tansini como un colgajo pediculado. Décadas después, con el desarrollo de la microcirugía, se logró realizarlo como un colgajo libre de la arteria toracodorsal (Baudet 1976, Maxwel 1978) y posteriormente como un colgajo fasciocutáneo dependiente de sus perforantes (Angrigiani 1995).

Este es uno de los colgajos "mayores" que más uso ha tenido a lo largo de la historia, dada la gran versatilidad de reconstrucción de su forma pediculada, pudiendo cubrir defecto de pared torácica, hombro, cabeza y cuello, reconstrucción de mama y de brazo. En su forma libre, pasó a ser una excelente opción en la reconstrucción de segmentos alejados.

Este colgajo tiene múltiples ventajas. Se caracteriza por ser un colgajo muscular grande, capaz de cubrir defectos mayores (máximo 20 x 35 cm), pudiendo estar asociado a una isla de piel de manera segura. Su elevación es relativamente sencilla por su anatomía constante y características de sus vasos. Es muy versátil en forma y tamaño y por poder elevarse junto a otros colgajos adyacentes dependientes del sistema arterial de la subescapular (arteria circunfleja escapular, con los colgajos escapular y paraescapular). Su pedículo vascular es de un diámetro y largo importantes, que facilitan su anastomosis y aseguran el aporte sanguíneo. Finalmente, la zona dadora genera escasas secuelas funcionales y estéticas (sí destacar la existencia de seromas que se resuelven con el tiempo).

Algunas desventajas son que puede ser algo abultado, en especial el musculocutáneo (a pesar de la atrofia muscular posterior), pudiendo requerir de procedimientos secundarios de adelgazamiento.

7.3.2. Anatomía aplicada

El LD es un músculo ancho que se ubica en la región dorsal y lateral del tórax, llegando hasta la zona lumbar y cresta ilíaca distal. Su inserción lateral en el húmero es a través de un tendón aplanado y ancho que rota en 180° antes de llegar al borde medial del surco intertubercular del húmero.

Tiene una irrigación múltiple, principalmente a través de la arteria toracodorsal (rama de la arteria subescapular), pero también a través de perforantes de arterias intercostales, de la circunfleja escapular y dorsal escapular, lo que permite la elevación de solo parte de este músculo, sin riesgo de necrosis del músculo remanente.

La arteria subescapular se origina de la tercera porción de la arteria axilar. Luego de un recorrido de 2 - 3 cm, se dividirá en las arterias circunfleja escapular y toracodorsal. Esta última será la irrigación principal del LD, descenderá en la profundidad del borde anterolateral del músculo, para ingresar a este 4 cm distal al borde inferior de la escápula, dividiéndose en dos ramas, una mayor y descendente (denominada lateral o vertical) y una transversal (medial u horizontal) (Figura 1).

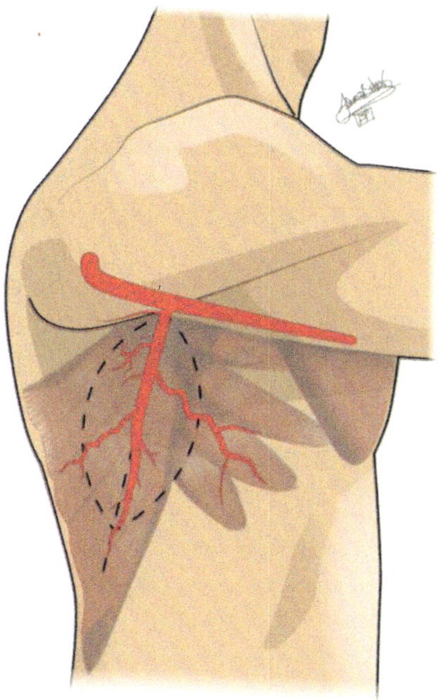

Figura 1: Ilustración de la irrigación.

7.3.3. Técnica quirúrgica del colgajo libre

Habitualmente no es necesario un estudio vascular para la identificación de los vasos, a no ser que haya habido un trauma torácico o axilar.

La posición del paciente para la toma de este colgajo es en decúbito lateral, con el brazo en abducción y elevación anterior de al menos 90° y el codo flectado para tener un libre acceso a la axila. En casos de ser utilizado en forma libre para la extremidad superior, se utilizará del lado opuesto a la extremidad lesionada, la que estará apoyada sobre la mesa quirúrgica. En los casos de uso pediculado, se tomará el músculo de la misma extremidad o área afectada.

El eje del colgajo se ubicará en la parte anterior del colgajo, 2 cm posterior a su borde, donde encontraremos el pedículo. Este eje se dibujará sobre una línea que conecta el pliegue axilar posterior con la espina ilíaca postero superior. A pesar de que pueda no ser requerida por el defecto a cubrir en algunos casos, se recomienda la elevación del colgajo con una isla cutánea que servirá como monitor, la que se ubicará en el borde anterior y en los 2/3 proximales, donde se encuentra el mayor número de perforantes.

Si bien en las descripciones originales se recomienda iniciar la disección del borde anterior y proximal del músculo para la identificación del pedículo (el que estará en la profundidad y algo más medial del borde anterior), esto puede ser algo complejo por las numerosas extensiones de fascia y músculo a los tejidos adyacentes (serrato).

Es por esto que muchos autores recomiendan, siendo también nuestra recomendación, iniciar la disección por el borde postero/superior del LD, que es de fácil identificación, y desde ahí elevar el músculo desde la profundidad hacia anterior e identificar así la arteria y borde anterior desde su piso.

La disección del pedículo a proximal es relativamente sencilla, debiéndose identificar y ligar la rama al serrato y disecando hasta el origen de la circunfleja escapular que se recomienda sea preservada. En casos que se requiera de un pedículo de mayor largo, se podrá ligar esta rama y continuar la disección hasta la arteria axilar misma (3 cm extras).

La disección y sección muscular distal y posterior se realizarán de acuerdo con el tamaño de colgajo que se requiera, sin riesgo de necrosis del músculo remanente en casos de elevaciones parciales, por existir irrigación desde las áreas adyacentes.

El cierre primario de la zona dadora se logra habitualmente con islas de 8 - 9 cm. Se recomienda el uso de drenajes y vendajes compresivos para reducir el riesgo de seromas.

7.3.4. Cuidados posoperatorios

Se realizará el seguimiento habitual de perfusión del colgajo, para lo cual la isla cutánea es de gran utilidad.

La formación de un seroma puede ser una de las más frecuentes complicaciones de la zona dadora, por lo que se recomienda retrasar el retiro del drenaje.

7.3.5. Resultados

En general se describen excelentes resultados funcionales y estéticos en cada una de sus formas.

Si bien puede ser un colgajo algo abultado inicialmente, se producirá una atrofia muscular importante propia de la denervación, que reducirá significativamente el volumen del colgajo en los meses posteriores.

En relación con la zona dadora, se logra en general un buen resultado estético, aunque con tendencia a cicatriz ensanchada y de regular calidad en el área de toma de isla cutánea. En cuanto a limitaciones funcionales, no se produce una significativa pérdida o limitación funcional, sin embargo se describe con alguna frecuencia molestias o limitaciones menores en la movilidad de la extremidad, que pudieran limitar algunas actividades de la vida diaria.

7.3.6. Caso clínico

Paciente 34 años, con aplastamiento de alta energía de antebrazo izquierdo, con fractura de radio conminuta, pérdida de masa muscular y amplio defecto de cobertura cutánea en región palmar, cubital y dorsal del antebrazo.

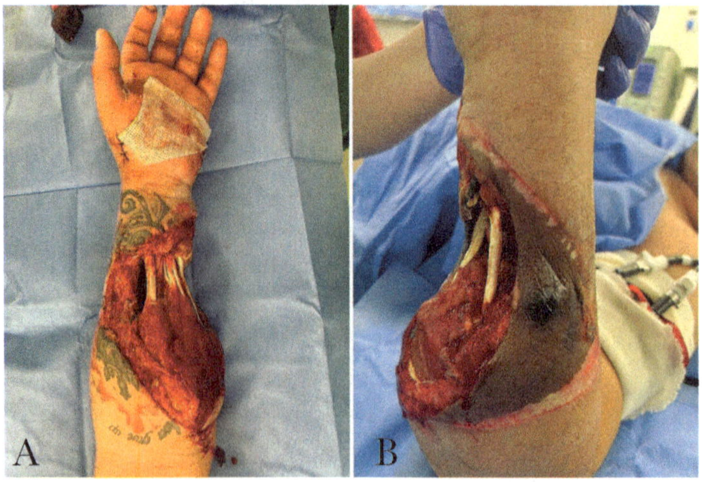

Figura 2: Defecto de cobertura antebrazo A. Volar; B. Dorsal.

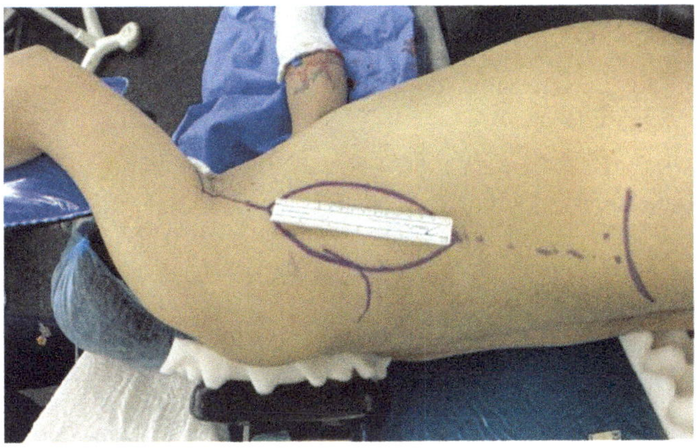

Figura 3: Posicionamiento en decúbito lateral izquierdo, para toma del colgajo LD derecho y cobertura de antebrazo izquierdo (sobre mesa lateral). La isla cutánea se posiciona en el borde anterior del LD, señalado con la línea punteada.

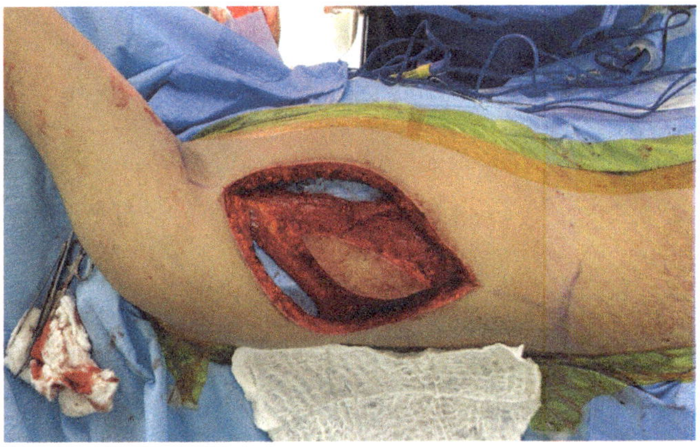

Figura 4: Disección de colgajo muscular de LD con isla cutánea dependiente de sus perforantes.

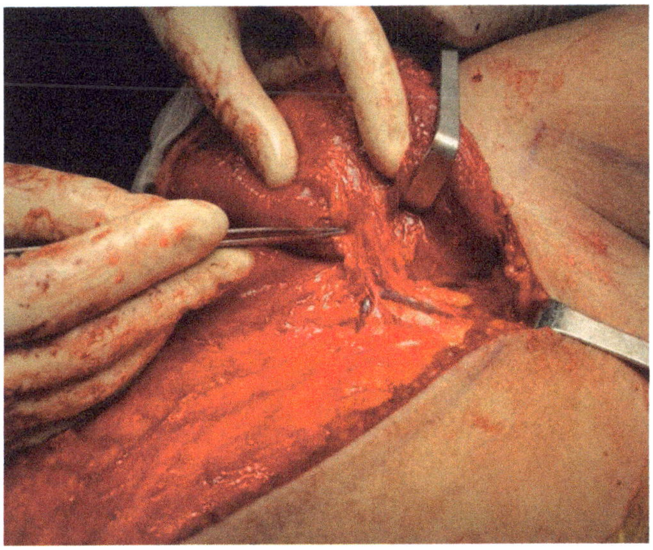

Figura 5: Pedículo vascular del colgajo LD en su origen proximal en la región axilar.

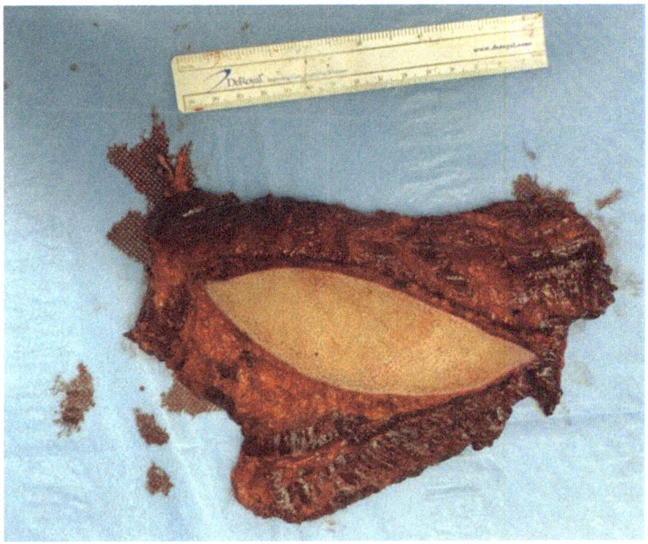

Figura 6: Colgajo ya liberado, con toma amplia muscular e isla cutánea para cobertura y seguimiento de la perfusión.

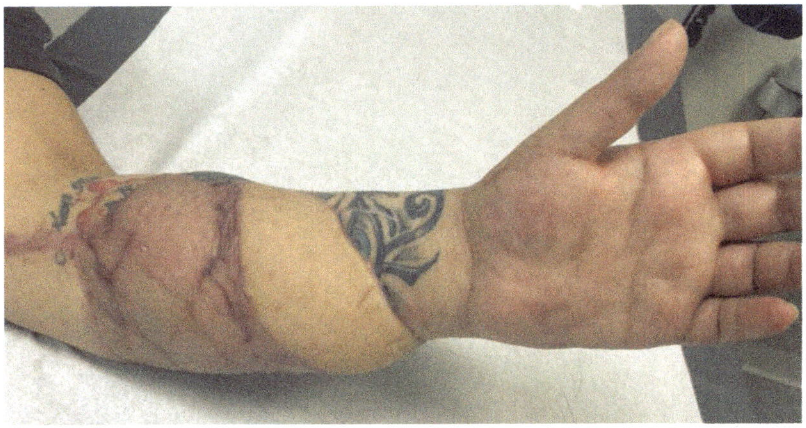

Figura 7: Resultado final, con cobertura completa del defecto cutáneo, con uso injerto dermoepidérmico en la región proximal.

Bibliografía

ANGRIGIANI C., GRILLI D., SIEBERT J. "Latissimus dorsi musculocutaneous flap without muscle". *Plast Reconstr Surg*, 1995, 96: 1608.

GODINA M. The tailored latissimus dorsi free flap. *Plast Reconstr Surg.*, 1987, 80: 304.

HEITMANN C., GUERRA A., METZINGER SW., LEVIN LS, ALLEN RJ. The thoracodorsal artery perforator flap: anatomic basic and clinical application. *Ann Plast Surg.* 2003 Jul; 51(1): 23-9.

KIM J.T., KOO B.S., KIM S.K. The thin latissimus dorsi perforator based free flap for resurfacing. *Plast Reconstr Surg.* 2001,107: 374.

KIM J. Latissimus dorsi perforator flap. *Clin Plast Surg.* 2003 Jul; 30(3): 403-31.

LEE K, MUN G. A systematic review of functional donor-site morbidity after latissimus dorsi muscle transfer. *Plast Reconstr Surg.* 2014 Aug; 134(2): 303-314.

RUSSELL R C, PRIBAZ J, ZOOK E G, LEIGHTON W D, ERIKSSON E, SMITH C J. Functional evaluation of latissimus dorsi donor site. *Plast Reconstr Surg* 1986 Sep;78(3): 336-44.

7.4. Colgajo de cóndilo femoral medial

Dra. Pamela Vergara G.

7.4.1. Generalidades

El cóndilo femoral medial se ha posicionado como un excelente injerto osteocondral libre. Su anatomía es conocida y bastante constante. Permite tomar injertos osteocondrales o corticoesponjosos de gran tamaño, jugando un rol importante en el manejo de reconstrucciones óseas tanto del miembro superior como del inferior.

7.4.2. Anatomía aplicada

La irrigación de la región supracondílea de la rodilla deriva dos arterias principales: la arteria genicular descendente (AGD) y la arteria genicular superomedial (AGS).

La arteria genicular descendente (AGD) es rama de la arteria femoral superficial. Está presente en 89% de los estudios cadavéricos y tiene un diámetro promedio de 1.5 mm, siendo así la arteria dominante en la mayoría de los casos (85%). Surge en promedio a 14 cm de la superficie articular medial de la rodilla y viaja anterior al tabique intermuscular medial. En su recorrido da varias ramas (Figura 1):

- Rama safena: es la más proximal, se puede usar como base para colgajos con paleta cutánea. Va bajo el sartorio, acompañando al nervio safeno. Generalmente no da perforantes al músculo vasto medial.
- Ramas musculares: Generalmente son dos perforantes que van hacia el vasto medial.
- Rama cutánea distal: También puede usarse para tomar paletas cutáneas.
- Rama osteoarticular que va hacia anterior. Se origina a 11 cm aprox, proximal a la articulación de la rodilla. A medida que se acerca a distal se divide en 2, una rama longitudinal y otra transversal que va hacia la tróclea, ambas representan las ramas terminales de la AGD. Junto con las anastomosis con al AGS forman una red vascular de perforantes óseas conocidas como "cheap potato", responsables de la perfusión del periostio del cóndilo femoral medial. Estas tendrían la mayor concentración en el cuadrante posterior y distal del cóndilo (Figura 1). Considerando esta zona como la toma de injerto, se puede obtener un pedículo, disecando la arteria genicular descendente (AGD) hacia proximal, alcanzando longitudes que pueden ser de 7 a 12 cm.

Descripción:
- Primera descripción por Sakai *et al.* (1993) como un colgajo corticoperióstico.
- Popularizado por Doi *et al.* (2000).

Irrigación:
- Ramas de la arteria genicular descendente (AGD) y de la arteria genicular superomedial (AGS).
- Venas satélites concomitantes.

Inervación: Es no inervado.

Indicaciones:
- Como colgajo corticoperióstico: no uniones recalcitrantes de clavícula, escafoides, metacarpianos y otros huesos largos como húmero, antebrazo, tibia, etc.
- Como colgajo corticoesponjoso: no uniones de escafoides, defectos óseos pequeños o medianos (menores a 5 cm).
- Como injerto osteocondral: Reconstrucciones de polo proximal de escafoides, capitate, enfermedad de Kienbock.

Contraindicaciones:
- Cirugía previa en la rodilla: Artroplastías, reconstrucciones ligamentarias, etc.
- Alto riesgo de caídas: Tienen mayor riesgo de fractura de fémur, sobre todo en injertos corticoesponjosos grandes.

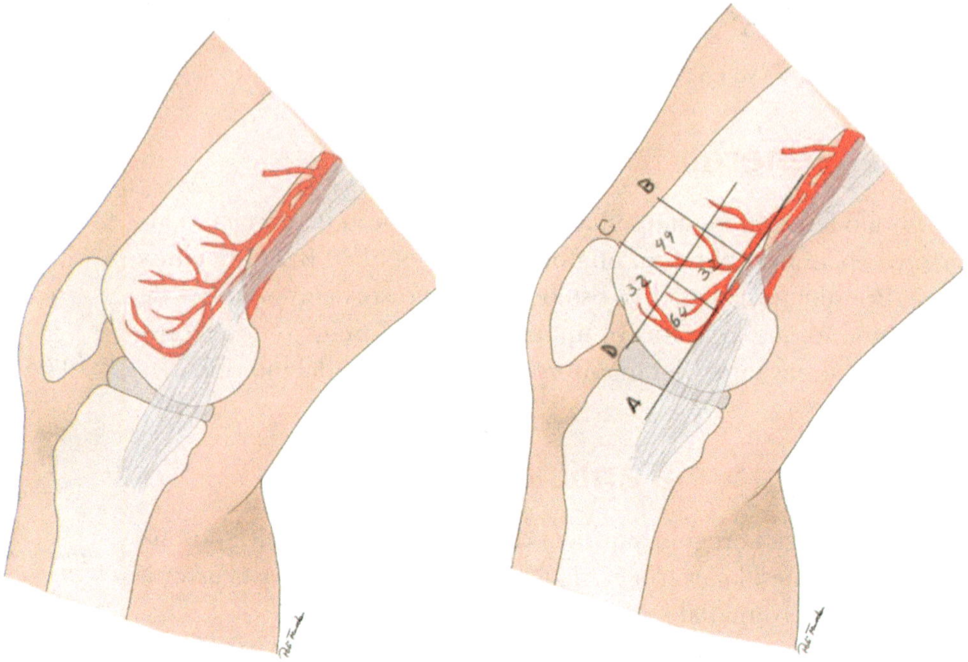

Figura 1: Esquema de las ramas terminales de la arteria genicular descendente (AGD) y la concentración de perforantes óseas según la división en cuadrantes del cóndilo femoral medial.

La arteria genicular superomedial (AGS) es rama de la arteria poplítea. Está presente en el 100% de los estudios cadavéricos, y si bien tiene un diámetro menor que la AGD, de 0,78 mm, en un 15% de los casos puede ser el pedículo dominante en la irrigación del cóndilo femoral medial. Surge en promedio a 5,2 cm proximal a la articulación medial de la rodilla.

La arteria periostal metafisiaria medial (MMPA) surge de la arteria femoral superficial, más proximal que la DGA y puede ser la arteria dominante en un 15% de los casos cuando se quiere levantar un injerto de tróclea. Su incorporación sería importante, al momento de planificar injertos que se extiendan más proximal. Las ramas de la AGD y la MMPA abarcan un área de perfusión de 13,7 + -1,3 cm proximal a la superficie articular, la cual representan aproximadamente un 29% de la longitud total del fémur.

7.4.3. Técnica quirúrgica injerto corticoesponjoso

Paciente en decúbito supino con rodilla flectada y cadera en rotación externa. El cirujano principal se ubica al frente, por el lado contralateral a la rodilla en que se va a cosechar el injerto, de modo de quedar frente a la cara medial de la rodilla. Mango de isquemia en muslo, lo más arriba posible; dependiendo de los tamaños se puede considerar el uso de isquemia estéril. Isquemia por elevación para no exanguinar la pierna y permitir la visualización de los vasos.

Incisión longitudinal sobre el borde posterior del vasto medial, 15 cm de longitud, partiendo justo proximal a la superficie articular y en relación con la inserción del ligamento colateral medial. Disección del subcutáneo. Se retrae la vena safena a posterior. Apertura de la fascia sobre el borde posterior del vasto medial. Retraer vasto medial hacia anterior; al hacerlo se logra identificar la arteria DGA en la profundidad. Una vez identificada se le puede pasar una cinta vascular y se continúa su disección hacia distal pudiendo visualizar sus diferentes ramas. Se identifica la presencia y contribución de la AGS. Si ambas están presentes se escoge la de mayor calibre o la que permita un pedículo más largo.

En la zona más distal, en el cóndilo femoral medial, se identifican las anastomosis entre las ramas terminales de arteria osteoarticular, las ramas longitudinal y transversa. De esta anastomosis se puede identificar las perforantes del periostio y definir así la zona de toma del colgajo, que generalmente es en el cuadrante posterior e inferior, bastante cerca de la inserción del ligamento colateral medial.

Es importante liberar el pedículo hacia proximal, ligando con liga clips o similar, las ramas musculares y la rama safena. Una vez que se tiene aislado el pedículo, se procede a tallar el colgajo óseo.

Para tallar el colgajo se delimita primero los bordes con bisturí monopolar de punta, tratando de incluir la mayor cantidad de vasos y dentro de una longitud promedio de 1 x 1 cm. Luego se profundizan los bordes con sierra pequeña u osteotomo. En el corte más distal se realiza la resección de unos 5 mm en forma de cuña para permitir el uso de un ostetomo curvo y levantar la pastilla desde distal, pudiendo controlar el grosor o profundidad del injerto seleccionado (generalmente es 1 cm). Se debe tener especial cuidado de no penetrar la superficie articular ni comprometer la inserción del ligamento colateral medial.

Una vez que se levanta la pastilla ósea se procede a ligar el pedículo a proximal dependiendo de la longitud deseada de este.

La zona dadora se deja con cera de hueso o si el defecto es mayor se podría agregar aloinjerto para ayudar a la consolidación. Se realiza hemostasia y cierre por planos con sutura reabsorbible. Sutura intradérmica a la piel. Si hay dudas sobre la hemostasia, se puede dejar drenaje que generalmente se retira en menos de 48 hrs. Vendaje blando y bultoso en la zona.

El injerto óseo se presenta en la zona receptora y se fija generalmente con agujas de Kirschner o similar. Luego se procede a realizar la microcirugía. Dependiendo de los vasos receptores se puede hacer una anastomosis terminoterminal o terminolateral de la arteria. Se realiza una o dos anastomosis venosa.

7.4.4. Cuidados posoperatorios

En el posoperatorio inmediato se favorece la marcha con apoyo de un bastón por las primeras semanas. Luego se suspende según tolerancia.

Respecto a la reparación vascular utilizamos los medicamentos de uso habitual que incluyen el uso de aspirina, 325 mg al día vía oral por 30 días. Habitualmente se logra la deambulación precoz, por lo que no usamos de regla profilaxis antitrombosis venosa profunda.

7.4.5. Resultados

La mayoría de las series publicadas están enfocadas en los porcentajes de consolidación logrados en el contexto de su uso como parte del manejo de no uniones recalcitrantes. Dentro de estas, las principales series son en no uniones de escafoides donde se describen porcentajes de unión entre un 84% a 100%.

Respecto a la zona dadora no se describen complicaciones mayores, siendo frecuentes y de carácter transitorio la presencia de dolor leve y aumento de volumen durante los primeros meses. Está descrito el compromiso y/o dolor neurítico de la rama infrapatelar del nervio safeno en relación con la zona más distal de la cicatriz.

7.4.6. Caso clínico

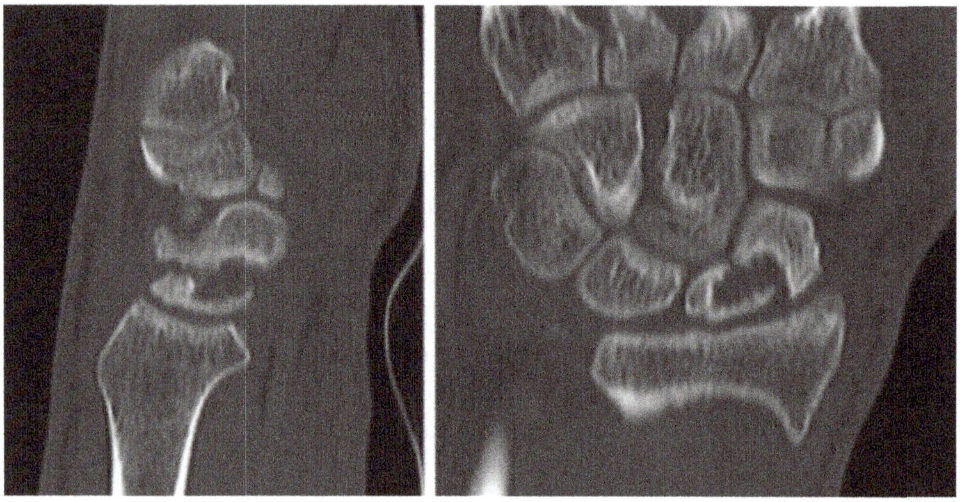

Figura 2: Corte sagital y coronal de escafoides que muestra foco de no unión.

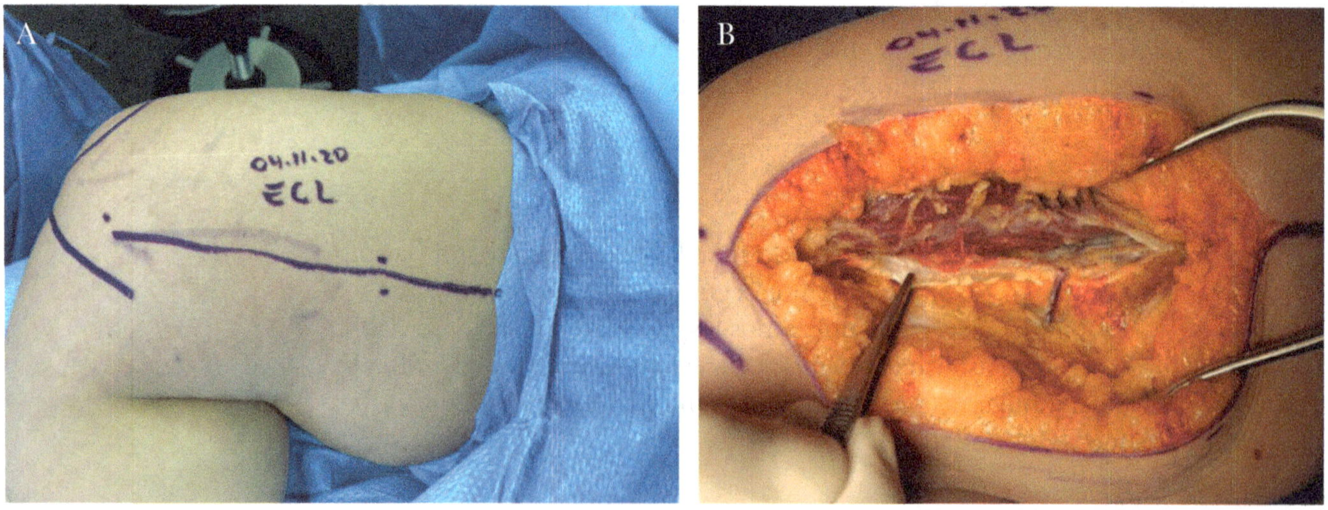

Figura 3: A) Marcación de incisión cutánea. B) Disección mostrando la arteria genicular descendente (AGD).

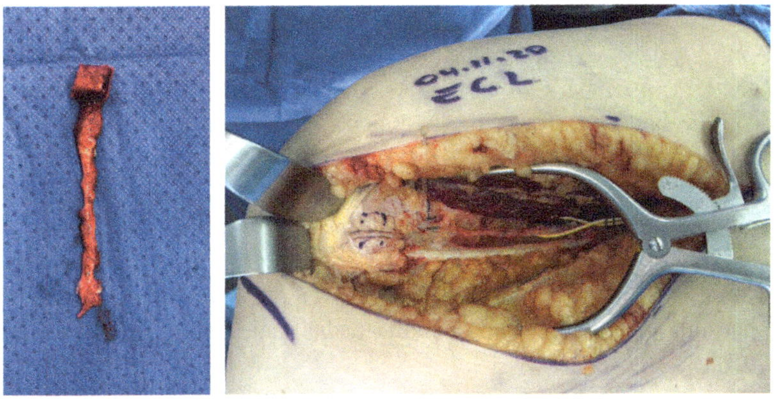

Figura 4: "Cheap potato" y perforantes óseas. Injerto óseo con su pédiculo.

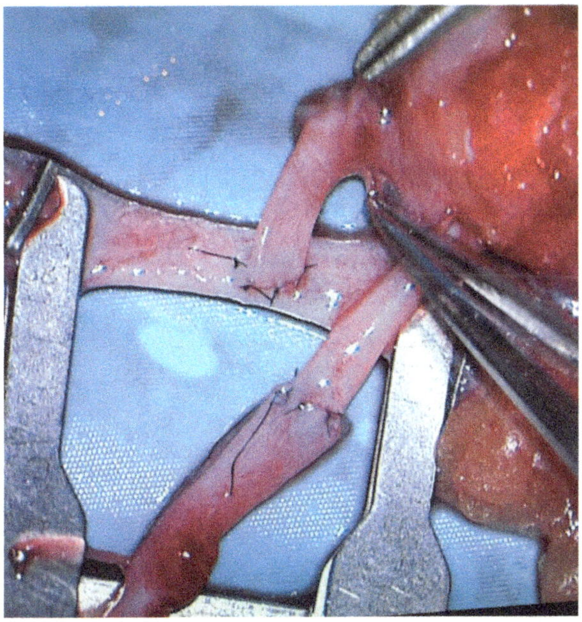

Figura 5: Anastomosis arterial terminolateral a la arteria radial y anastomosis venosa terminoterminal.

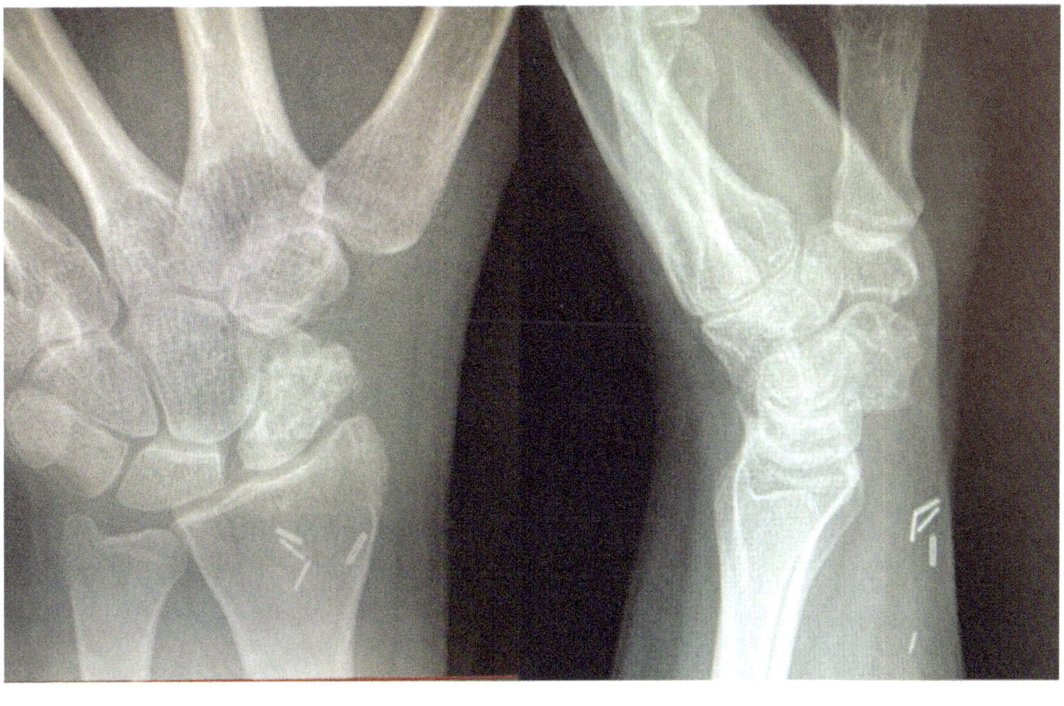

Figura 6: Radiografía de control donde se puede ver la consolidación del escafoides y la incorporación del injerto óseo vascularizado.

Bibliografía

David B. Jones, Steven L. Moran, Allen T. bishop, Alexander Y. Shin. Free-vascularized medial femoral condyle bone transfer in the treatment of scaphoid nonunions. *Plast Reconstr Surg* 125: 1176; 2010.

Larson *et al.* Free medial femoral condyle bone grafting for scaphoid nonunions with humpback deformity and proximal pole avascular necrosis. *Techniques in hand and upper surgery* 11(4): 246-258, 2007.

Kazmers NH, Thibaudeau S, Steinberger Z, Levin LS. Upper and lower extremity reconstructive applications utilizing free flaps from the medial genicular arterial system: *A systematic review. Microsurgery.* 2016 Dec 27.

7.5. Colgajo libre de peroné

Dra. Pamela Vergara G.

7.5.1. Generalidades

Colgajo versátil, puede ser utilizado como injerto óseo vascularizado libre o como colgajo osteocutáneo, aportando con piel delgada y escaso tejido subcutáneo, lo que lo convierte en una buena alternativa para cobertura en extremidad superior.

Su principal indicación es como injerto óseo vascularizado libre para la reconstrucción de defectos óseos mayores a 5 o 6 cm secundarios a trauma, infección, resecciones tumorales, entre otros.

Sus contraindicaciones serían la presencia de una enfermedad arterial oclusiva grave o bien una situación poco frecuente (5 - 7%) en que hay un aporte vascular único a la extremidad inferior, siendo el vaso dominante la arteria peronea (arteria peronea magna). En general, la información de la anamnesis y el examen físico es suficiente para descartar los escenarios de posibles contraindicaciones; en caso de dudas, se puede complementar el estudio con un doppler o angioTAC de la extremidad.

Descripción: IanTaylor *et al.* (1975).

Irrigación: Arteria y venas peroneas.

Inervación: No inervado.

Indicaciones:
- Reconstrucciones postrauma, infección o tumorales.
- Defectos óseos mayores a 5 cm.

7.5.2. Anatomía aplicada

El peroné es responsable del 15% de la transmisión de cargas y estabilidad de la extremidad inferior. Dentro de su longitud se describen injertos de hasta 26 cm de largo. Es importante considerar preservación de los 6 - 8 cm distales del peroné para no afectar la estabilidad del tobillo.

La irrigación de este colgajo se basa en la arteria peronea. El tronco común tibioperoneo dará origen a la arteria tibial anterior y 3 - 4 cm distales a esta emerge la arteria tibial posterior. En el 90% de los casos la arteria peronea se origina de esta última. En un 1% podría originarse de la arteria tibial anterior y menos frecuente aún, 0,1 a 1% viene de la arteria poplítea.

La arteria peronea perfora el músculo sóleo hacia el compartimiento posterior de la pierna y baja paralela a la fíbula, entre los músculos flexor *hallucis longus* y el tibial posterior. A 6 - 14 cm de su origen de la arteria nutricia, que entra al peroné en su tercio medio y se divede en una rama ascendente y otra descendente, aportando el flujo endostal del peroné. El flujo periostal deriva de ramas periostales de la arteria peronea y arteria tibial anterior, a nivel del tercio medio del peroné. La arteria peronea también aporta en la irrigación cutánea de la pierna lateral a

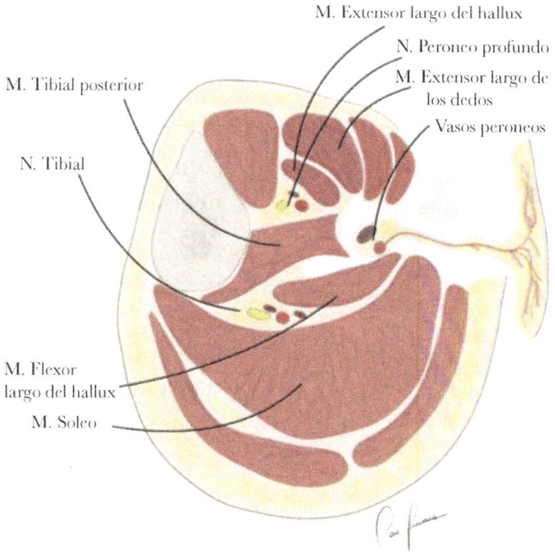

Figura 1: Ilustración de la anatomía vascular (arteria y vena) en un corte transversal donde se identifica el colgajo óseo-cutáneo.

través de varias perforantes miocutáneas o septocutáneas, pudiendo levantarse islas cutáneas de hasta 20 x 10 cm.

El pedículo de la arteria peronea tiene un diámetro de 1,5 a 3,0 mm y una longitud de 6 a 8 cm. Se acompaña de dos venas satélites que suelen ser grandes y varicosas.

El nervio peroneo común rodea la cabeza del peroné y se divide en su ramo superficial y profundo. El primero continúa por el borde lateral del peroné, en el compartimiento lateral entre los músculos peroneos largo y corto. Hay que tener especial cuidado en su manipulación, sobre todo al hacer la osteotomía proximal.

7.5.3. Técnica quirúrgica

Paciente en decúbito supino. Anestesia general. Mango de isquemia en el muslo e isquemia por elevación. Se puede usar un realce glúteo ipsilateral y tope en el tobillo para intentar mantener la rodilla semiflectada de modo de exponer la cara lateral y posterior de la pierna a cosechar.

Se marca la cabeza y el maléolo distal del peroné. Se recomienda marcar el trayecto del nervio peroneo a nivel proximal. Se marcan los 7 cm distales para mantenerlos como referencia al momento de la planificación de la osteotomía.

En caso de planificar el colgajo con isla cutánea, se recomienda dividir el largo del peroné en tercios y planificar la isla cutánea en forma de elipse en el tercio distal, sobre el eje posterior del peroné, que es por donde está el tabique intermuscular y las probables perforantes septocutáneas que irrigarán la piel, las que se pueden confirmar y marcar con un ecodoppler previamente.

Incisión longitudinal desde la punta del peroné hasta la cabeza del mismo. En caso de incluir una isla cutánea, se parte la incisión por el borde anterior de la isla. Apertura de la fascia entre el peroneo largo y el sóleo, es posible identificar pequeño tabique de grasa que ayuda a localizar el intervalo. Se disecan y retraen los peroneos hacia anterior y el músculo sóleo hacia posterior. Al retraer este último, va a aparecer en la cara posterior del peroné el flexor *pollicis longus*, el cual debe disecarse con cuidado pues en la profundidad viajan los vasos peroneos. Se continúa la disección por posterior y hacia proximal, pudiendo ser necesario ligar o clipear algunas ramas musculares al sóleo. Hacia proximal se puede identificar la arteria peronea, antes de meterse en la profundidad del flexor *hallucis longus.*

Se continúa disección por anterior retrayendo los peroneos tratando de mantener su fascia y dejando algo de músculo adherido al periostio del peroné para no dañar su irrigación, sobre todo en su mitad distal, en la medida que nos acercamos a proximal, se realiza una disección subperióstica para proteger al nervio peroneo común que pasa alrededor del cuello. Al retraer los peroneos, se expone el tabique que conecta con el compartimiento anterior de la pierna. Este debe abrirse y retraer el extensor *hallucis longus* y el extensor de los dedos hasta lograr identificar, posterior a ellos, la membrana interósea. Esta retracción debe ser cuidadosa, evitando meterse en la profundidad de ellos, pues ahí encontraremos a la arteria tibial anterior y el nervio peroneo profundo.

Una vez que se identifica la membrana interósea se abre levemente partiendo por la zona más distal de la disección y bajo esta vamos a encontrar la arteria peronea. Antes de continuar con su apertura y disección, se procede a realizar la osteotomía distal, pues de esta manera se puede rotar el peroné y facilitar la disección de la arteria. Se identifica el punto de la osteotomía. Se protegen los vasos con un separador posterior y se procede a realizar la osteotomía con sierra. Recordar dejar 6 - 8 cm distales de peroné al momento de planificar la osteotomía para no comprometer la estabilidad de la mortaja. Luego se repite el proceso a nivel proximal.

A proximal también se recomienda dejar un remanente de peroné. Se puede usar como referencia o límite proximal la palpación del nervio peroneo común, o bien considerar un margen cercano a los 7 cm. Una vez que se tiene expuesto adecuadamente el peroneo se procede a realizar la osteotomía proximal con sierra. Luego se procede a completar la apertura de la membrana interósea y se continúa la disección del pedículo desde distal a proximal, ligando las ramas musculares en su camino. En la disección más proximal, el pedículo toma una orientación oblicua y se aleja del peroné. En esta parte de la disección es importante cuidar las ramas motoras del peroneo común.

Cuando se completa la disección se liga a distal y se mantiene la conexión del colgajo solo por su pedículo proximal. En este punto se puede soltar la isquemia y evaluar el sangrado del colgajo. Se puede pasar un bolo de 5.000 U de heparina y luego proceder a la sección del pedículo a proximal.

Islas cutáneas menores a 6 - 7 cm de ancho centradas en la mitad proximal de la pierna podrían cerrar en forma primaria. A medida que la isla cutánea se talla más distal, es más difícil su cierre primario.

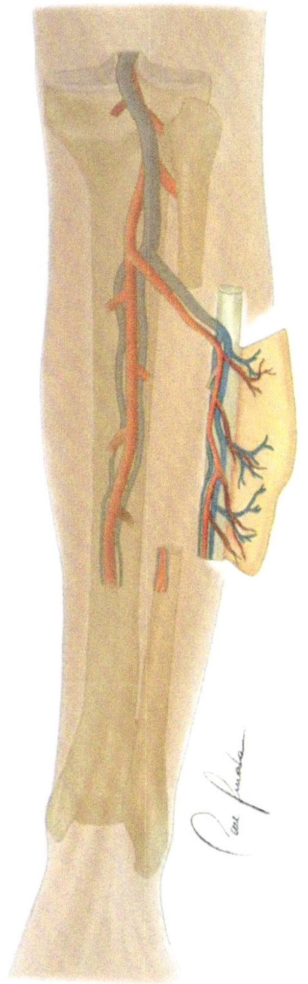

Figura 2: Imagen ilustrativa de pedículo vascularizado de peroné.

7.5.4. Fijación ósea

El método de fijación dependerá de las características del hueso receptor. Si es posible, se debe intentar preparar los cabos del injerto óseo vascularizado de modo que estos queden 1 - 2 cm dentro del canal del hueso receptor, a proximal y distal, para luego estabilizarlo con una placa larga. Si lo anterior no es posible, también se puede realizar osteotomías tipo "escala" de modo de aumentar la superficie de contacto; sin embargo algunas veces es difícil controlar la rotación por lo que solo se puede hacer a un lado. También se puede hacer osteotomías oblicuas y estabilizarlas con un tornillo de compresión interfragmentaria más una placa larga.

7.5.5. Cuidados posoperatorios

Valva de yeso y descarga en la pierna por 2 a 3 semanas. Luego paso a bota y carga a tolerancia hasta las 6 semanas.

7.5.6. Complicaciones

Las complicaciones descritas en relación con la zona dadora en general son infrecuentes, se describe: infección (2%), parestesias transitorias en el dorso del pie, contracturas del flexor *hallucis longus* y dolor. La mayoría presenta dolor y cierta claudicación en la deambulación durante las primeras semanas (4 - 6 semanas). En casos excepcionales, se describe pacientes con dolor crónico, rigidez de tobillo o menos frecuente aún, inestabilidad de tobillo.

Complicaciones en relación con la zona receptora son la fractura del injerto, descritas hasta en un 23% de los pacientes, siendo más frecuente cuando se utilizan como injertos en la extremidad inferior y cuando los sistemas de fijación no son los adecuados.

Como cualquier colgajo libre, las complicaciones vasculares también están descritas; en caso de utilizar isla cutánea se puede monitorizar la presencia de isquemia o trombosis venosa/arterial, descritas hasta en un 10%. Cuando no hay isla cutánea el fracaso del colgajo se puede manifestar como el fracaso de la unión o reconstrucción, descrito hasta en un 30%. En la mayoría de los casos se puede resolver con el aporte de injerto esponjoso en la interfase que no consolidó adecuadamente.

7.5.7. Caso clínico

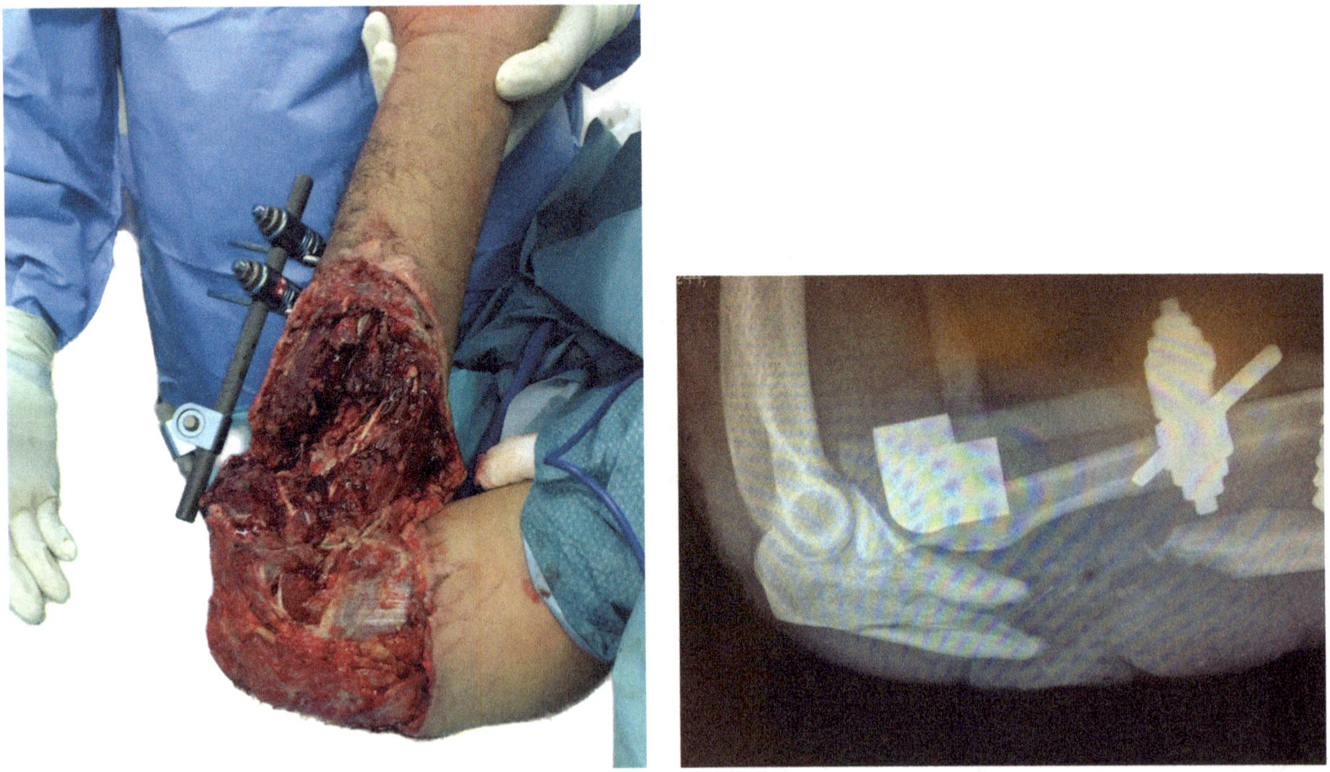

Figura 3: Caso clínico de un defecto crítico de una fractura de ulna proximal en el que se planificó una reconstrucción ósea con peroné vascularizado.

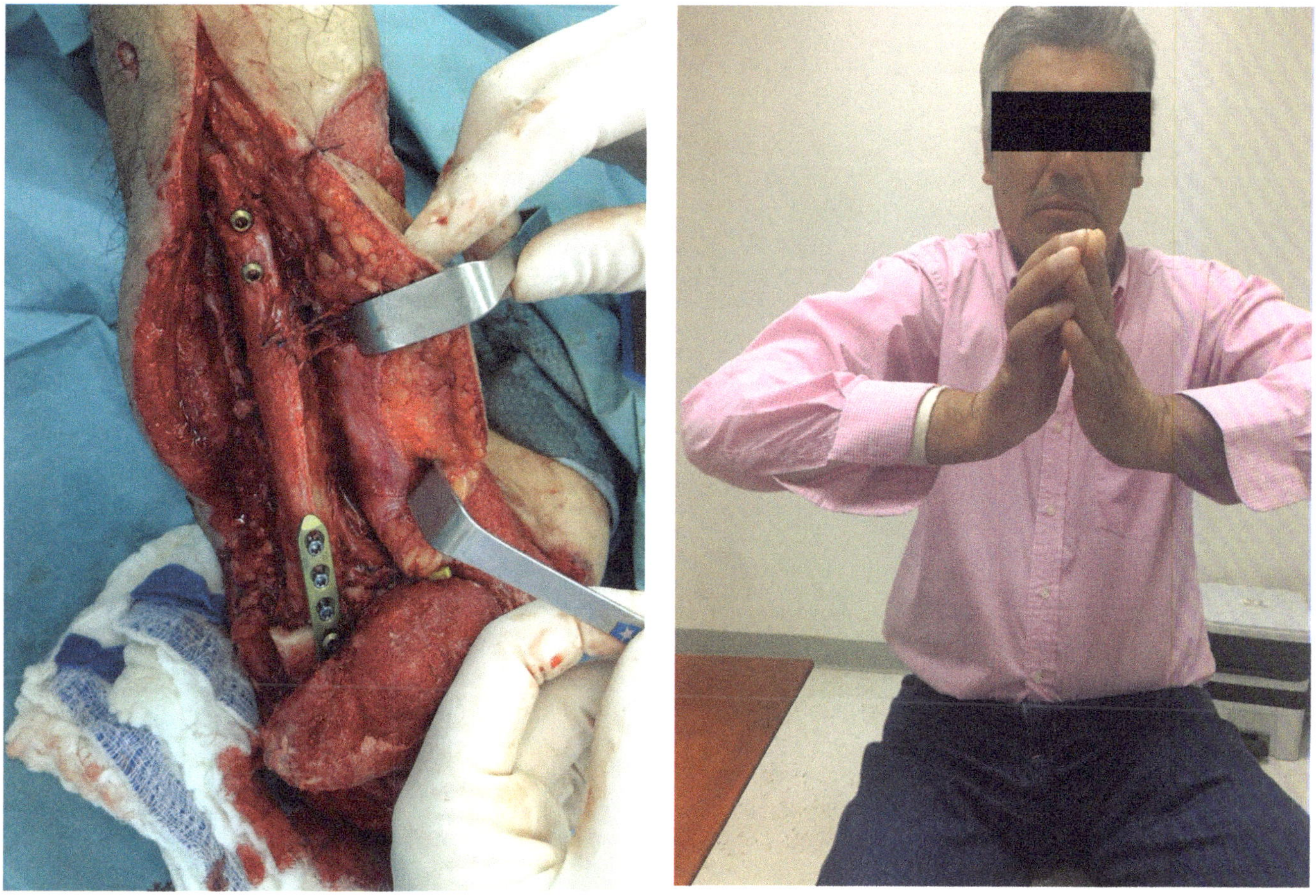

Figura 4: Fijación del peroné vascularizado al defecto de oseo y el resultado funcional final.

Bibliografía

Christopher O. Bayne, Allen T. Bishop, Alexander Y. Shin. Technique of Harvest of the free vascularized fibula. *Tech Hand Surg* 2014;18: 181-188.

Taylor GI, Miller GD, Ham FJ. The free vascularized bone graft. A clinical extension of microvascular techniques. *Plast Reconstr Surg*. 1975;55(5):533-544.

Made in the USA
Monee, IL
18 October 2026

66036006R00085